CW01524565

月経美人
セルフケア

女性ホルモンを
ととのえて
美しくなる

長谷川淨潤

目次

005　この本を読む前のメッセージ

008　**女性ホルモンについての基礎知識**

010　女性ホルモンって何?

012　生理ってどんなもの？

014　女性の体のリズム

016　なぜ生理は不順になるのですか?

018　女性ホルモンの乱れは生まれてくる子供にも影響します

020　女性ホルモンからあなたの体をチェック

022　**女性ホルモンのカナメ、骨盤との関係**

024　骨盤ってどんなもの?　生理との関係は?

026　あなたの骨盤は開き気味?　閉じ気味?
今の状態をチェックしよう

030　“4日生理”が理想な理由〜骨盤の動きと生理

033　目や頭を使いすぎると骨盤力も一気にパワーダウン!

034　効果絶大!!　すべての女性を助ける3つのシンプルケア

036　**月経美人のもとは目を休めとにかくリラックス**

038　なぜ女性にはリラックスが大切なのか

040　やさしい気持ちで手を当てるだけで絶大なる効果が

042　リラックス整体

042 体と心を緩め老廃物をデトックスする呼吸法／
044 腕と首を緩めるストレッチ／046 肩のコリを一気にリラックス／
048 視力を回復する／049 目の疲れを癒す／050 目にやさしく手を当てる／
051 のびのび〜ゆらゆら／052 背骨に氣を通す呼吸法／
053 頭を空にしてポカンとする／054 左右の歪みを取る／
055 ねじれの歪みを取る／056 前後の歪みを取る／
057 仰向けのび〜ゆら／058 横たわって限りなくリラックス／059 足湯をする

053 column1 瞑想をうまく行うには?
058 column2 邪氣吐きでリラックスできたかをチェック
059 column3 足湯に入れたいもの

060 美しさを引き出す“4日生理”であなたも“月経美人”

062 女性の体は骨盤を中心に動いている!?
064 **生理前のセルフケア**
065 足首・手首回し／066 蝶々の体操／067 股関節の体操／
068 目の3点セット・腕の3点セット／
069 首の温湿布／070 バストへの手当て／071 鼻柱を温める／
070 column4 風邪の効用
072 **生理中のセルフケア**
073 足湯・目の温湿布／074 アキレス腱の手当て・温湿布／
075 **生理中にしてはいけないこと**
076 **生理直後のセルフケア**
077 卵巣に氣を集める／078 スローモーション体操／
080 上がらない足を上げる／081 足裏を合わせて呼吸をする
077 column5 卵巣の見つけ方
081 column6 体への語りかけ
082 **排卵中のセルフケア**
083 足首を内回しに
083 column7 排卵日の見つけ方

084 今ツライ生理の症状から解放されるセルフケア
生理前＝ 085 下腹部を温める／086 仙椎への手当て／
087 生理痛体操／088 冷え・ノドの急処を押さえる／
089 脇腹をつまむ〜手当て（愉氣）／090 指をこする
無月経＝ 091 骨盤体操／092 耳下腺への手当て／
093 ヒザ・ヒザ裏への手当て

月経血過多＝ 094 左足首・足裏への手当て
生理がだらだら続く＝ 095 後頭部をたたく
月経周期が長い＝ 096 胸の中央をこする～手当て／ 097 すねへの手当て
更年期＝ 098 内股伸ばし／ 099 うつぶせで足裏を合わせる
子宮筋腫＝ 100 仰向けで足裏を合わせる
子宮内膜症＝ 101 足湯
092 column8 無月経と妊娠の見分け方
096 column9 恋すると胸が痛い？　それとも…
098 column10 体は未来を知っている

102 月のリズムを感じると女性はもっと美しくなる！
104 月の満ち欠けと骨盤の関係
106 女性ホルモンをととのえるために満月の時にしたいこと
107 女性ホルモンをととのえるために新月の時にしたいこと
108 column11 月光浴をしてみましょう
109 column12 夢を叶える満月と新月

110 妊娠・出産のための女性ホルモンのととのえ方
112 妊娠中の体調は赤ちゃんへの影響大！
113 妊娠中の女性がしておきたいこと
116 妊娠中にしてはいけないこと
118 つわりは、体がととのっていないと生じます
118 column13 レンコンをすり下ろして飲む応急手当
120 赤ちゃんを産んだ後の大切なポイント
122 産後の注意とケア

124 おわりに

・本書の本文中では、医学用語としての「月経」は、名称など特別な場合を除き使用していません。同じ意味の「生理」で統一しています。
・「氣」と「気」の使い分けについて。「愉氣」「邪氣呼出法」のような固有名詞では「氣」を、その他は「気」を用いています。
・本書の「手当て」と「愉氣」は同等のものです。「愉氣」は意識を集めることを指すため（詳しくはP40）、手を当てることだけではありませんが、本書で「手当て」としている場合は、「手を当てたところに意識を集める」という意味で用いています。

皆様へ

このたびは、一家に一冊！『月経美人セルフケア』をお求め下さり、ありがとうございました。

この本にご紹介した簡単なことを実践するだけで、以下のことが実現できます。

●月経（生理）のツラさから開放されるだけでなく、むしろ月経が〝快《ここ》ち〟よくなります。

●その結果、女性ホルモンの分泌が活発になり、本来の健康を取り戻すことができます。

●そして、ほんとうに「美しくなる」ことができます。

そう書くと、「ほんとうかしら？　誇大表現では？」と思われるかもしれませんが、これは過去数万人の方々によって実証されている事実です。

それでも、読み進めているうちに、

「えーっ!?　こんなシンプルなことで、ホルモンバランスが整うなんて？　そして、美人で健康になれるなんて…」

――という気持ちを抱く人もいらっしゃることでしょう。

そのお気持ちもわかります。私は、整体を始めてから今年で40数年となりますが、実は私自身が「こんな簡単なことでよくなってしまうのは、いったいなぜなのだろう？」という不思議なことの連続だったからです。

しかし論より証拠！

そのため私は、「理屈はともかく何が一番効果があるのか？」だけを追求してきました。

――その答えがこの本なのです。

つまり、この本では、理屈はさておき、**『とにかく実践さえすれば、真の美しさが引き出され、健康になってしまう！』**というエッセンスだけを厳選して紹介しています。

ですから、他のどんな方法よりも、簡単で、しかも確実に、美人でかつ健康になってしまう効果があります。

（効きすぎに注意！）

しかしまあ、どうしてこんなにも効果があるのでしょうか？

理屈はともあれ、といっておきながら、改めて考えてみますと、それは「夢実現」のメカニズムと同じではないかと思いました。

例えば、今現在、お金がなくとも、お金が入る身体感覚ができると、なぜかお金が自然と入ってきてしまうのです。つまり「内」で「準備」されると、結果としてそれにふさわしい「外」が「訪れ」てしまうのです。

東洋医学では内因といって、原因を「内」側に求めます。実際、長年多くの方を観察していますと、「外」因であるインフルエンザのバイ菌があっても、内因である鎖骨窩《さこつか》や胸椎４番の左に硬結《こうけつ》（※）がないと、いくらかかりたくともインフルエンザにかかれないのです。逆に、それらの場処に硬結があると、すぐにかかってしまう。そして自然に症状を経過させると硬結もなくなるのです。

「まるで体を改善するために病気になっているみたい！」と思うあなた、素晴しい！　実際ほんとうにその通りなのです。花粉症や風邪もそうだし、心の悩みだってそう。

私達の体や心ってほんと不思議ですよね。

話が脱線しましたが、ともかく「内」に見合った「外」が訪れるのです。だったら最初から「内」を変えて「外」がくる「準備」だけすればよいのでは!?　という逆転の発想をしてみたところ、目からウロコ、夢の実現にも、身心の改善にも、実に驚くべき成果があったのです（このコペルニクス的大発見!?　に至るまで40年近くかかりましたが…）。

さて、美しくなるためには、何より二つの女性ホルモンがカナメであることは、よく知られています。では、女性ホルモンのバランスがよくなるためにはどうしたらいいのでしょうか？

↓女性ホルモンが活発に分泌できるような「準備」、つまり子宮をキレイにすればいいのです。

では、子宮をキレイにするためには、どうした

※硬結とは、過敏あるいは鈍りによって生ずる小さな塊

らいいのでしょう?

↓生理をキチンと経過させればいいのです（これは、ゆるぎのない事実）。

では、生理をキチンと経過させるためにはどうしたらいいのでしょう?

↓骨盤の動きをよくすればいいのです（これ東洋医学や整体では常識。これだけでも、卵巣が活発になります）。

では、その骨盤の動きをよくするためには?

↓あとはもう、とにかく、この本のエクササイズを試してみて下さい!

※補足まで

この本でご紹介したエクササイズは、すべて「気持ちいい」ことばかりです（ともかく効果あるものを厳選したら、なぜかそうなりました）。

どうやら、元気を引き出すことというのは、たとえ「良薬口に苦し」であっても、その苦さも〝快〟ちいいようです。実際、野生の動物はそうした「快」感覚だけで生きていますものね。

体の声（要求）に沿って「快」を感ずることを行うと、元気が引き出されるよう、生物は作られているのです（反対にいえば、あなたが自然＝健康な状態だと、この本に書いてあることを、その時々の体調に合わせて行いたくなるはずです）。

この本を通して、あなたの〝快〟ちよさのレパートリー、選択肢も広げていきましょう。

「百聞は一見にしかず」といいますが、「百見は一験にしかず」。

まずは実際に行ってみて下さい! そして、あなた自身が、キレイで健康になって下さい! 効果は保証します。

しかし、あなた自身の変化が何よりの証。ですから、この本のエクササイズを行う前に、必ず写真を撮っておいて下さい（バストやウエスト、ヒップのサイズと体重の計測も忘れずに。そして行った後、3週間後、3カ月後、そして全身の細胞が入れ代わってしまい以前の自分がいなくなる半年後にも）。きっと、その変化に驚かれることでしょう!

（でもシーッ! 効果は内緒で…。まずは、あなたが美しくなることからすべてが始まるのですから）

さあ、これより〝月経美人〟レッスンのはじまりです!

長谷川淨潤

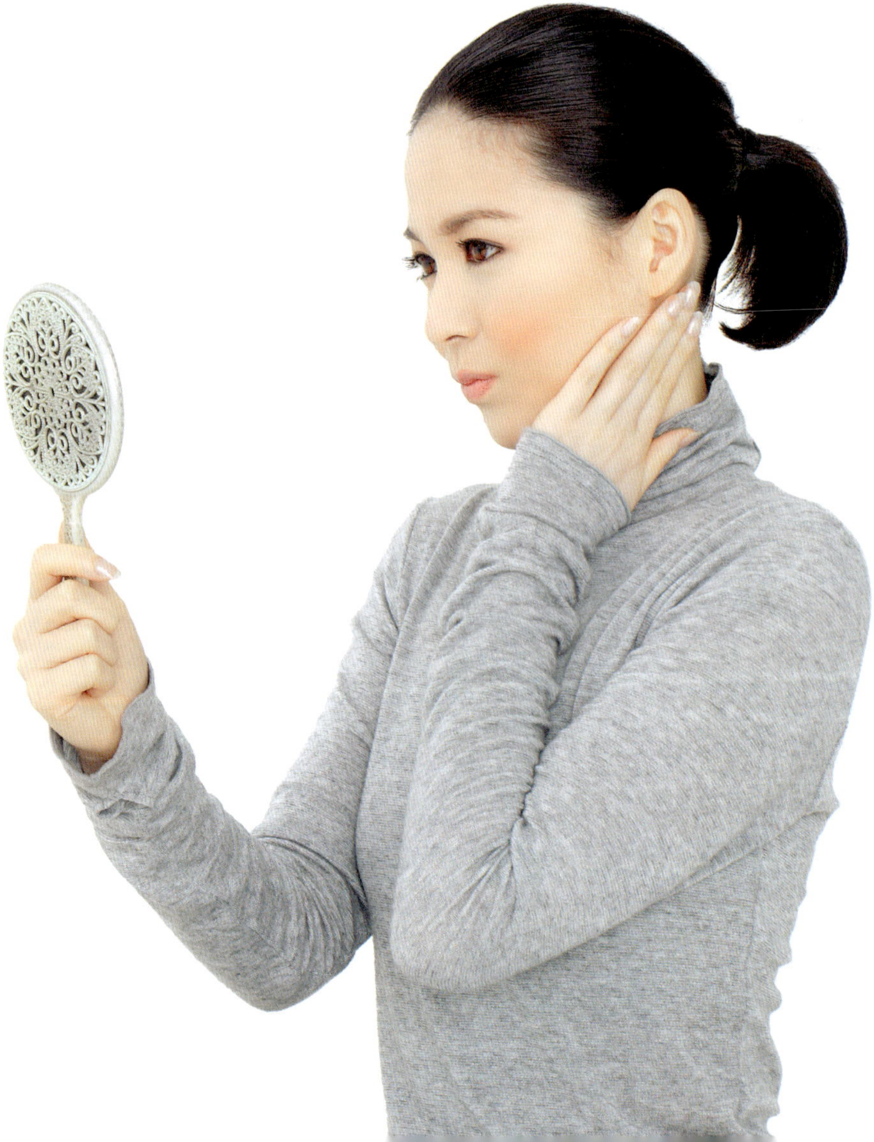

1

女性ホルモンについての基礎知識

まずは、女性ホルモンについて学びましょう。
女性ホルモンの重要な仕事の一つが
私達に毎月訪れる「生理」。
その仕組みや働きについて紹介します。

01

女性ホルモンって何？

聞いたことはあるけど、どんなものなの…？
女性ホルモンの役割を知り
体の仕組みへの理解を深めましょう。

「ホルモン」の語源は、ギリシャ語の「呼び覚ますもの」という言葉。女性ホルモンには、エストロゲン（卵胞ホルモン）とプロゲステロン（黄体ホルモン）の2つがあります。どちらも卵巣から分泌されるもの。女性の体はこの2つによって、生理周期のリズムを呼び覚まし、作り出しているのです。それぞれにさまざまな役割があり、妊娠や出産だけではなく、女性が美しく健康であるための働きをします。そしてこれらの分泌量の変動やリズムによって、基礎体温や子宮内膜の厚さ、さらに心の状態や骨盤のサイズまでもが変わるのです。このように、常に女性の心身と連動しているのが女性ホルモン。そして体をととのえることで、ホルモンバランスもととのっていくのです。

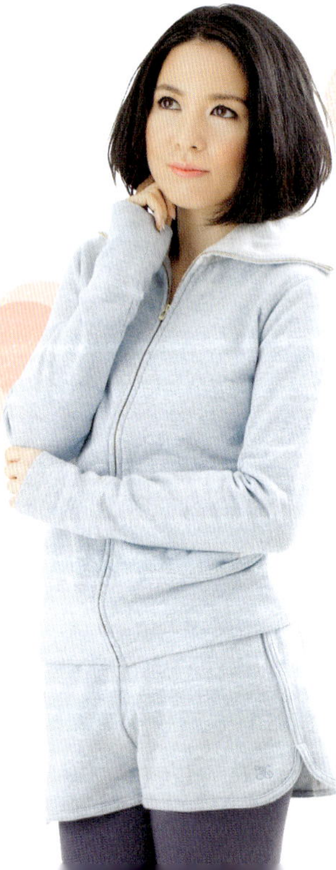

健やかで美しい
女性らしさに必須

エストロゲン（卵胞ホルモン）

妊娠に備え子宮内膜を厚くします。コレステロールの増加を抑え、骨や血管を強くする健康面の働き、潤いやハリのある肌、ツヤのある髪を作る美容面の働き、自律神経を安定させて気持ちを明るくする精神面の働き も。

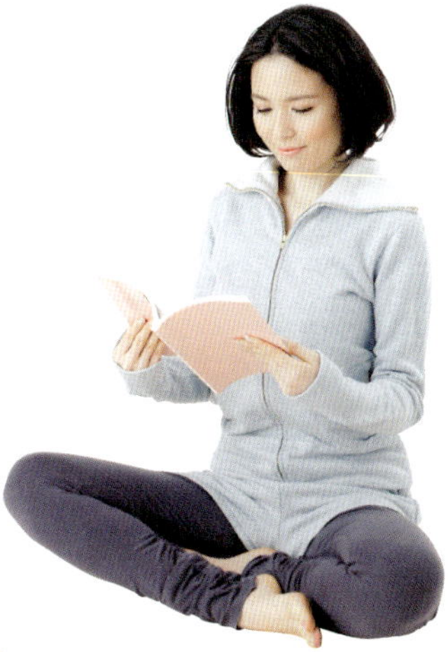

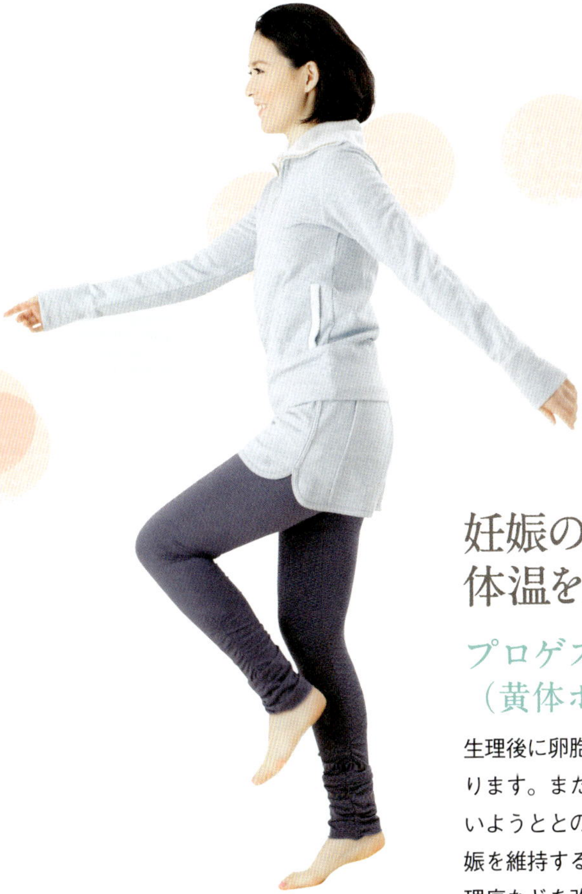

妊娠のために働き
体温を上げる

プロゲステロン
（黄体ホルモン）

生理後に卵胞の成熟を止め、乳腺のハリを取ります。また受精卵が子宮内膜に着床しやすいようととのえ、妊娠後も分泌され続けて妊娠を維持する働きをします。体温を上げ、生理痛などを改善し、利尿作用もあります。

生理ってどんなもの？

02

生理のメカニズムを知ることは
自分の体を理解することにつながります。
意外に知らないことがあるかもしれません！

卵子が受精しなかった場合に、受精卵の着床を待って厚くなっていた子宮内膜が排出されるのが月経、つまり生理です。妊娠した場合に赤ちゃんが新鮮な部屋に住めるよう、毎月子宮の掃除をしているわけです。生理には、血液を浄化したり、内臓をはじめ体や心の疲れを取る効能もあります。つまり女性には、毎月生理を通してデトックスできる機能が備えられているのです。

生理は体をリセットできる、素晴らしいチャンス。上手に利用することで、健康や美しさがますますアップします！

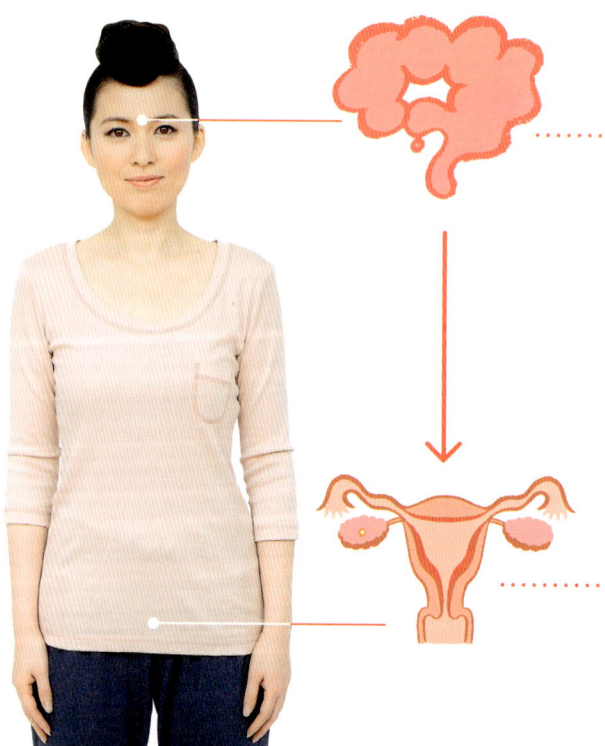

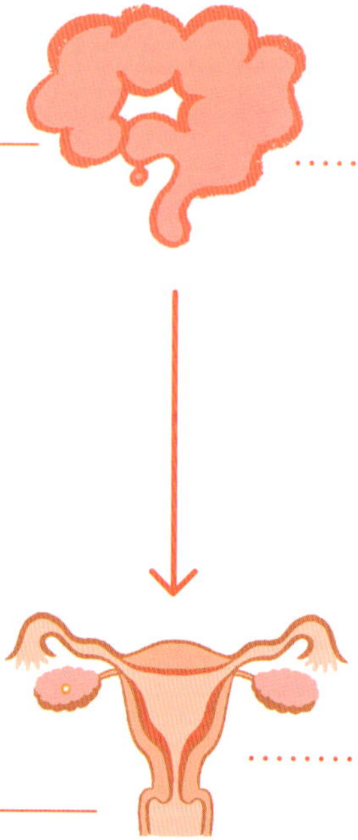

脳下垂体から女性ホルモンを出す司令

ホルモンを調整する役割を持つ視床下部から、脳の中心部にある脳下垂体に刺激が伝わり、性腺刺激ホルモンが分泌されます。

子宮・卵巣が女性ホルモンの作用に反応

性腺刺激ホルモンに刺激され、卵巣からエストロゲン（卵胞ホルモン）とプロゲステロン（黄体ホルモン）が分泌されます。

1

なぜ生理は起こるのでしょうか？

視床下部や脳下垂体が指令を出し、卵胞が成熟し子宮内膜が厚くなった後、卵胞から卵子が排出し、排卵されます。妊娠しなかった場合に子宮内膜がはがれ落ちて排出されます。

2

生理周期の数え方

生理の初日を生理周期の1日目として、次の生理の前日までが何日あるかを数えます。正常な生理周期は28日といわれていますが、生理はさまざまな要因によって変動するため、その前後であれば問題はありません。

3

排卵日の探し方

次の生理が始まる14日前に排卵がある人が多いです。生理不順の場合は体の感覚を確かめましょう。ノドの腫れやおりものなど、変化があるのは排卵の1～2日前です（詳細は、P83へ）。

女性の体のリズム

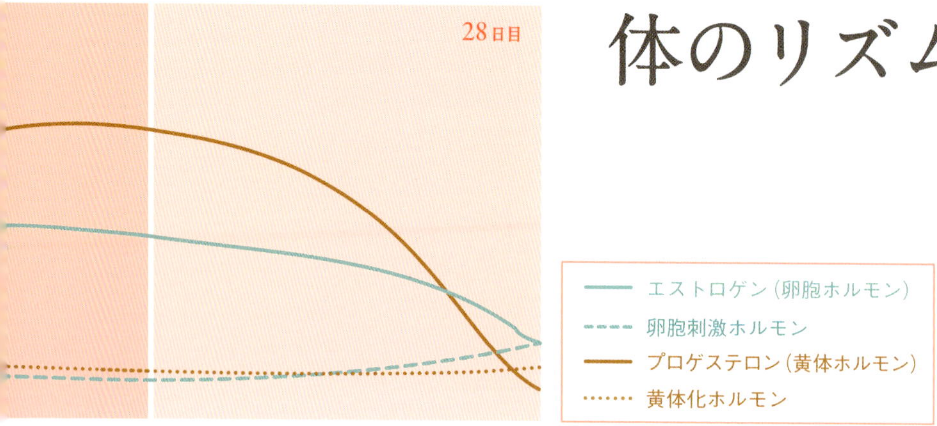

※この表は、生理周期が28日の場合の、おおよその目安です。

④ 黄体期

排卵後から生理が始まるまでの期間をいいます。基礎体温が上がる期間です。

③ 排卵期

排卵期は大事な折り返し地点

エストロゲンの分泌がピークになると、脳下垂体から黄体形成ホルモンが出て卵巣に届き、卵胞から卵子が飛び出ます。これが排卵。

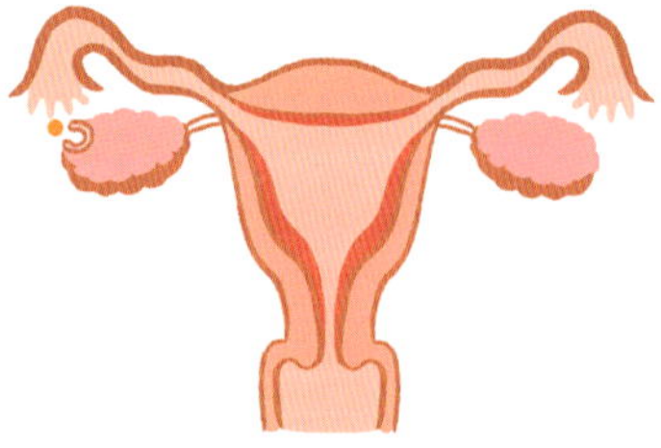

④ 黄体期

受精卵の着床準備をする黄体期

卵子が出た後の卵胞は黄体という組織に変化し、プロゲステロンを多量に分泌。だんだん子宮内膜が軟らかくなっていきます。

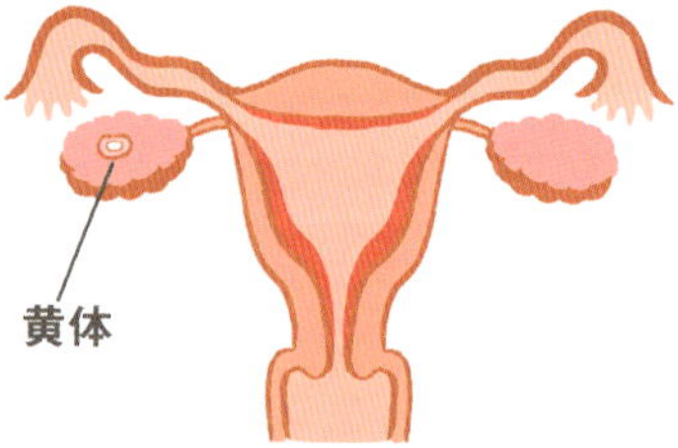

月経のメカニズムにそった女性ホルモン

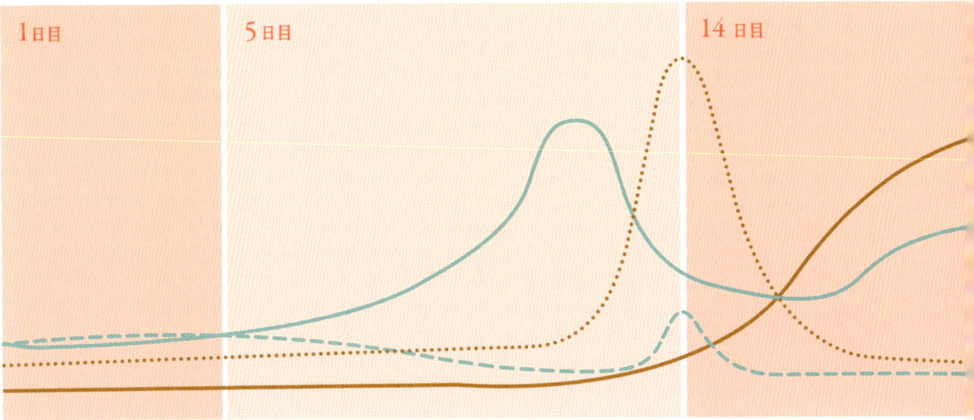

❶ 生理 4～5日ほど続きます。本書では、理想的な生理期間を4日間としています（詳細は、P30へ）。

❸ 排卵 多くは生理が始まる14日前が排卵日です。

❷ 卵胞期 卵胞が成熟していく期間。生理初日から約2週間をいいます。

① 月経期（生理）

生理期間は“リセット”の時期！

受精しなかった場合、準備をして厚くなっていた子宮内膜がはがれ、経血となって体外に排出されます。これが生理です。

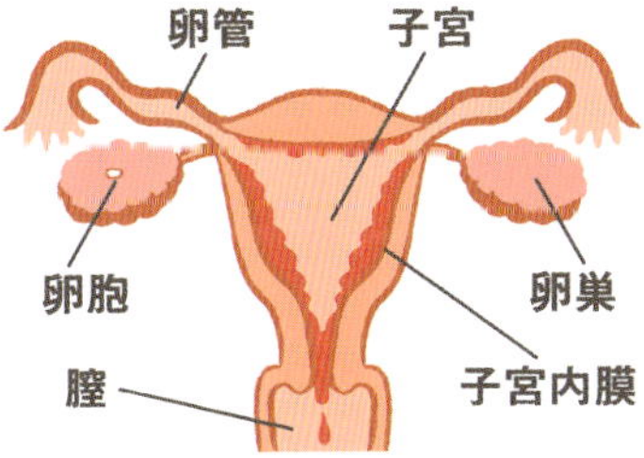

② 卵胞期

卵胞が育ち内膜は厚くなる卵胞期

卵胞刺激ホルモンが卵巣に届くと、卵巣の中の原始卵胞を刺激。卵子が入っている卵胞の一つが成熟し、子宮内膜が厚くなります。

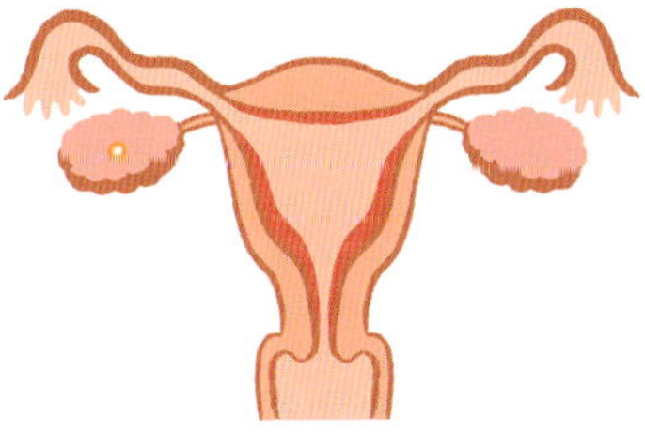

03

なぜ生理は不順になるのですか？

多くの人が経験したことのある、生理不順。
不順になってしまう
そのメカニズムを解説します。

生理不順や無月経が起こるのは、女性ホルモンをコントロールしている脳の視床下部という場所が、ストレスなどの影響を受けやすいため。特に目や頭の緊張があると、視床下部からの指令もうまくいかなくなり、女性ホルモンの分泌がされにくくなるのです。視床下部は自律神経の働きもコントロールしているため、指令がうまくいかなくなると、頭痛やめまいなどの症状が起こることもあります。骨盤は生理周期に合わせて開いたり閉じたりしますが、神経の緊張状態が続くとなかなか骨盤が開かず、生理が遅れたり乱れたりします。特に目が緊張してこわばっていると、骨盤の動きが悪くなり、生理周期や状態に影響が出るのです。股関節に異常があるため骨盤に影響を及ぼしているケースもあります。いずれにしても、生理というデトックスが行われないと血液や肌にも影響が及びます（骨盤については22ページから詳しく説明します）。

　無月経になる原因は、無排卵か、排卵はあるのに子宮内膜が排出されないかの2通りが考えられます。排卵があるかどうかは、病院や検査薬でも調べることができます。

生理が乱れる2つの大きな原因

現代人の生活には、生理が不順になりやすい状況がいっぱいあります。特に注意したいのがこの2点です。

1 頭、目の使いすぎで骨盤の“開閉力”が低下

パソコンや携帯電話を頻繁に使用して目や頭が緊張していると、骨盤の開閉の動きが鈍くなります。骨盤の開閉力（弾力）が悪いと生理が不順になりやすいのです。

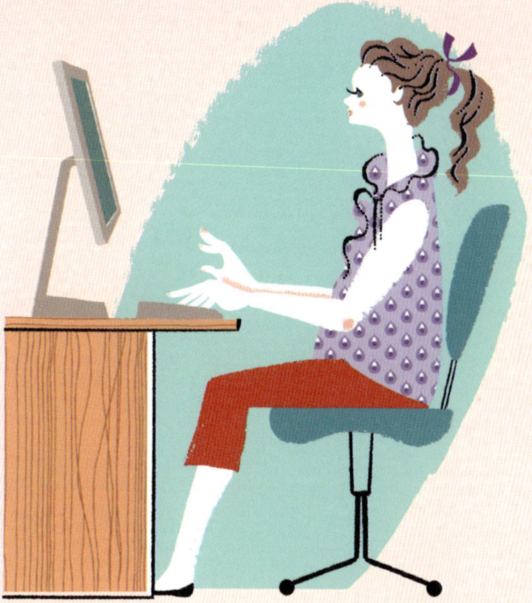

2 ストレス社会で自律神経が乱れるため

ストレスの影響を受けやすい繊細な視床下部。自律神経の働きをもつかさどっているため、負荷がかかると、イライラするなど精神面にも影響し、それがまたストレスに…。その悪循環が生理不順につながりやすいのです。

04

女性ホルモンの乱れは生まれてくる子供にも影響します

**毎月、自然に生理が正しく来ることは
丈夫な子供を産むための必須条件！
生理をものさしの一つとして考えていきましょう。**

生理周期が30～40日と長くなっている場合は、骨盤が開いたり閉じたりする力（弾力）が弱くなっています。卵胞期や排卵期などのサイクルのリズムも乱れ、受胎能力が弱めになっているといえるでしょう。受精しても受精卵が生命力に欠けるため、知らないうちに出血の多い生理として流産していることもあります。妊娠できた場合でも、そうした時の卵子から成長して生まれる子供は、体が弱くなりがちです。これは受精時の両親の体の状態が遺伝するため。親の体がととのっていれば、健康で丈夫な子供が生まれます。体をととのえるのは実は、妊娠してからでは遅いぐらいなのです。大切なのは、妊娠前からの体作り。これは男性についても同じことがいえます。女性の場合は、その体の状態や健康を見極めるものさしが生理なのです。

　生理中と妊娠中はともに骨盤が広がるため、体の変化が似ています。生理がきちんと自然に来るということは、骨盤の動きがスムーズで、体がととのっている証拠。生理中を気持ちよく過ごせる人は、妊娠中も気持ちよく過ごせます。

ママの体調が子供に受け継がれます

卵子や精子はその時の体の状態を反映しています。それが子供の体に影響します。

元気で健康な赤ちゃんが！

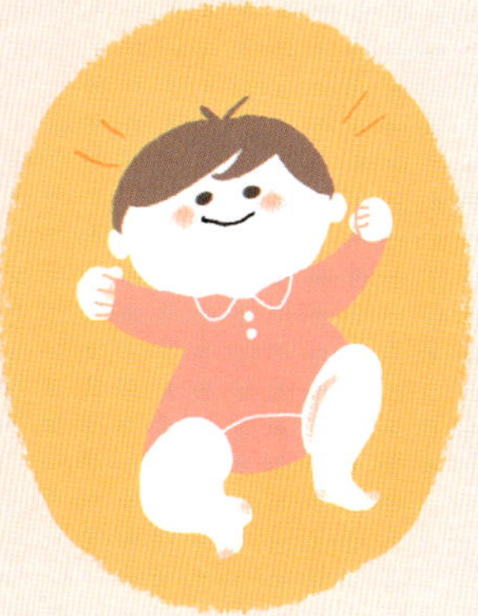

体調がいい時の卵子で妊娠すると

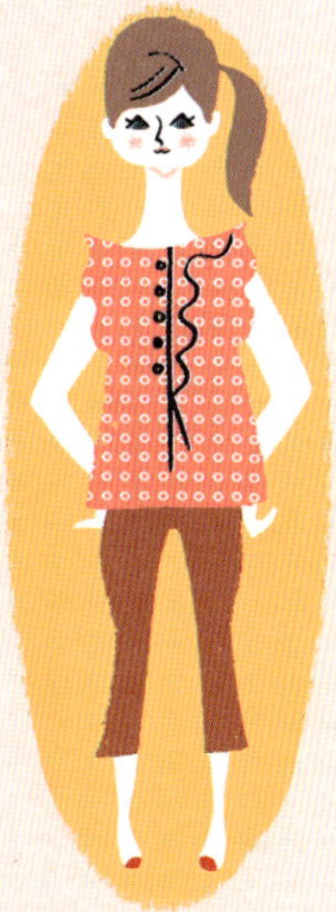

骨盤がスムーズに動き、ホルモンがバランスよく分泌されているととのった体は、卵子の生命力が旺盛。子供には受精時と、妊娠中、特に初期の30日間の体の状態が影響します。

不健康な赤ちゃんが生まれる可能性が！

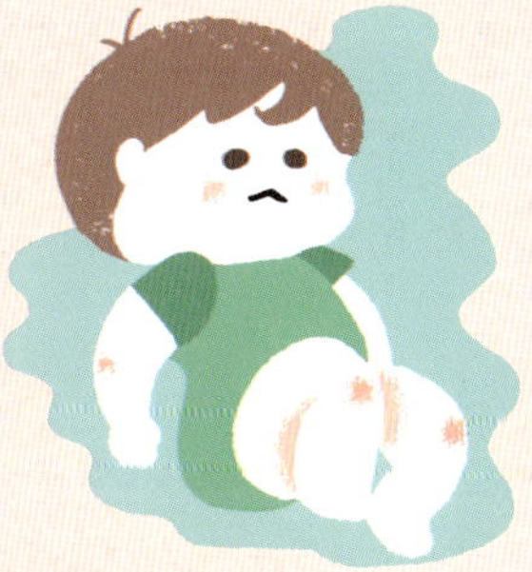

体調不良の時の卵子で妊娠すると

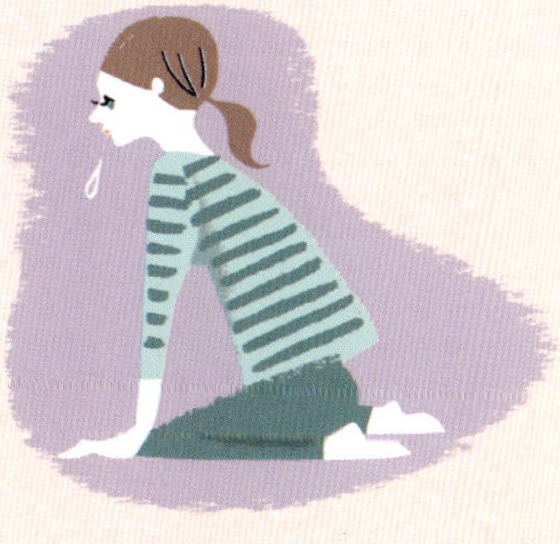

卵子や精子が弱いと、受精卵の生命力も弱くなりがち。女性の場合、生理をものさしとして、体をととのえておくことが何より大切です。

05

女性ホルモンから あなたの体をチェック

女性ホルモンの分泌が乱れていると
下記のような症状が出やすくなります。
体から「ツライ！」の“サイン”は出ていませんか？

check!

- 手首、足首が硬い
- 首、肩が凝る
- 生理痛がある
- 月経周期が乱れている
- 時々、不正出血がある
- 肌が荒れやすい
- 疲れやすい
- 月経前後にイライラする
- 寝つきが悪い
- 体重の増減が多い（1年に3kg以上）
- 便秘や下痢が多い
- 手足がしびれることがある
- 手足がむくみやすい

- 髪の毛がぱさつきやすい
- めまいや立ちくらみがある
- 冷え（特に足、足の甲、ヒザ）がある
- 排卵痛がある
- 頭痛がある
- のぼせることがある
- 腰痛がある
- 足裏が熱くてのぼせる
- ストレスを感じやすい
- 生活が不規則になっている
- 気持ちの切り替えがヘタでくよくよ悩む
- 運動したくない
- インスタント食品やファストフードをよく食べたくなる
- 野菜はあまり食べたくない

あなたは思い当たる部分がありましたか？

でも、大丈夫！　これらは生理がととのうことで改善・軽減されます。女性の体は生理を通して骨盤の動きやホルモン分泌がととのうようにできています。本書でケアをしていきましょう！

2

女性ホルモンのカナメ
骨盤との関係

骨盤がなぜ重要か、知っていますか？
骨盤の開きやすさが順調な生理を導くのです。
この章では生理と骨盤の関係について説明します。

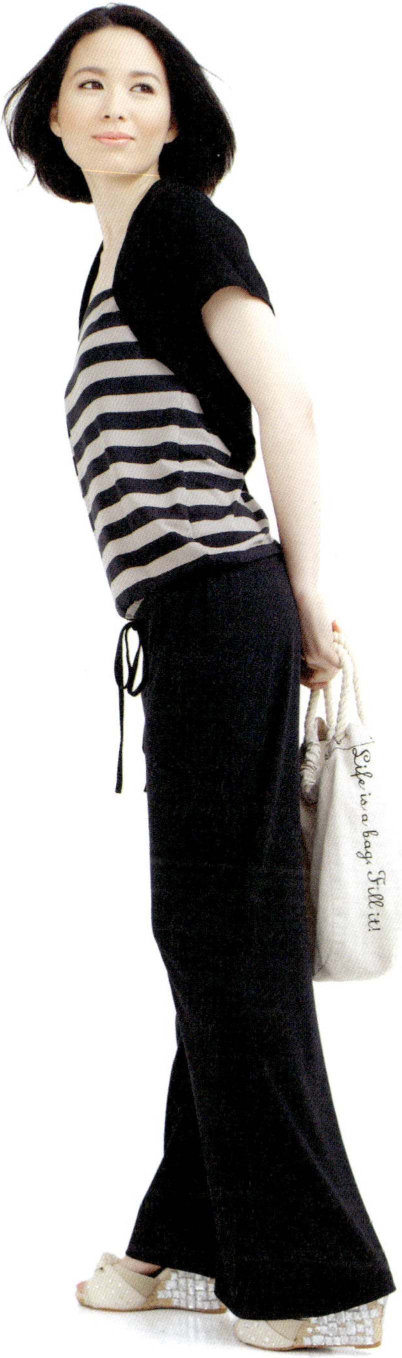
Life is a bag. Fill it!

骨盤ってどんなもの？生理との関係は？

01

開閉力のあるしなやかな骨盤を保つことが順調な生理と美しさの秘訣。その関係について説明します。

骨盤は、生理の前後に女性ホルモンの影響で開いたり閉じたりするリズムを持っています。反対に言えば、骨盤の開閉によって女性ホルモンの分泌が促されるのです。

　骨盤は、大小さまざまな骨がつながってできている繊細な部位。そのため、心身のいろいろな影響を受けます。骨盤の開閉力が悪くなり、緩むべき時に緩めないと、骨盤の中は圧迫され、血流や神経伝達も悪くなってしまいます。そうして、生理不順や不快な症状などが生まれるのです。

骨盤やその周辺にはいくつもの骨や関節がある

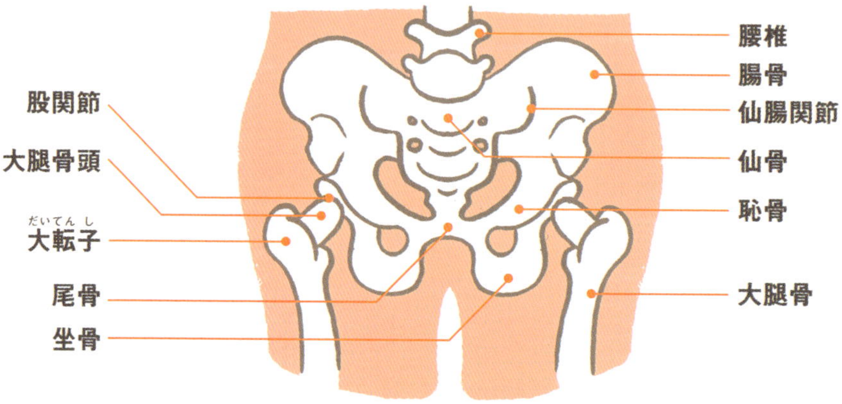

骨盤と生理との関係

黄体期

生理開始直前に
開き始める

月経期（生理）

骨盤の開閉により
4日間が理想

14日間程度が理想

生理2日目
骨盤が最も開く

骨盤が開き始め、2日目に最大限に開きます。色の濃い出血が多いのはそのためです。3日目に骨盤は下がり、2日間かけて出血量は減少していきます。

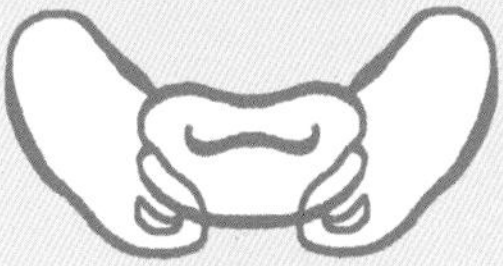

卵胞期

生理4日目
反動でフッと閉じ始める

生理後、骨盤は閉じ始め、位置が上がります。

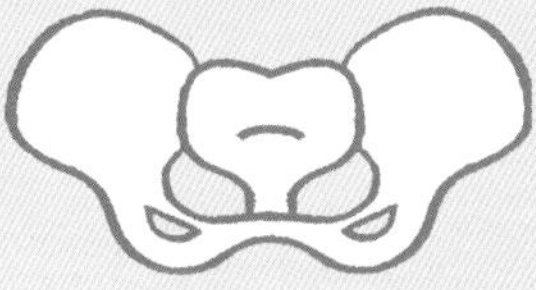

排卵期

エストロゲン（卵胞ホルモン）の
分泌量最大に。
骨盤が最も閉じる

その人の骨盤開閉力の範囲で、
最も閉じるのが排卵日です。

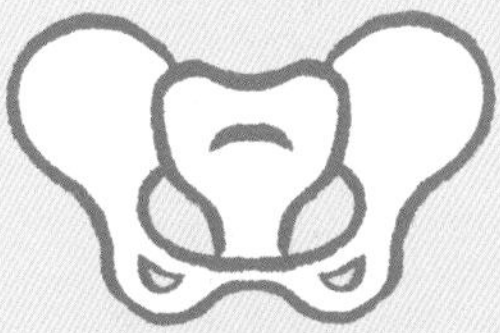

黄体期

プロゲステロン
（黄体ホルモン）が
出始める

あなたの骨盤は開き気味? 閉じ気味? 今の状態をチェックしよう

02

自分の骨盤をチェックしてみましょう。
通常の骨盤の状態を確認するため
生理の後、数日たってから行うのがベストです。

開

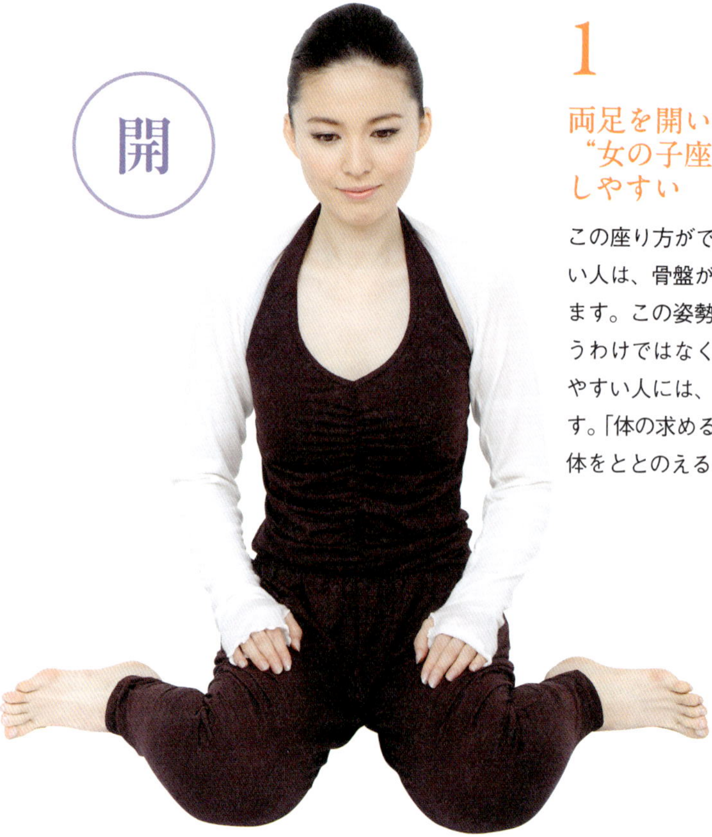

1

両足を開いて座る“女の子座り”がしやすい

この座り方ができる人やしやすい人は、骨盤が開く傾向があります。この姿勢がよくないというわけではなく、むしろそうしやすい人には、とても良いのです。「体の求めることは、いつも体をととのえること」なのです。

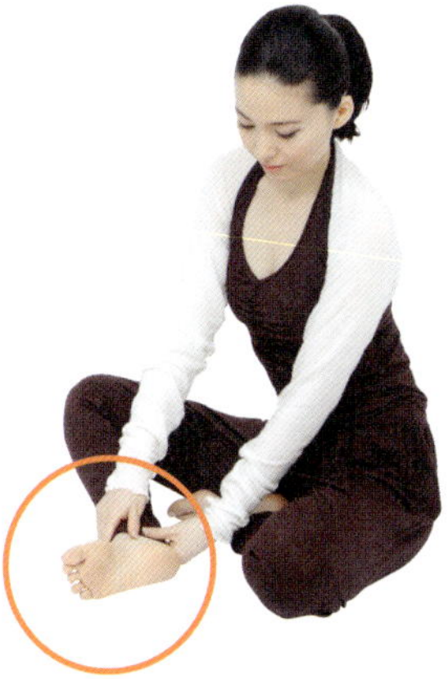

開

2 かかとが荒れている

骨盤が開き、落ちている人は、かかとが硬かったり荒れていたりします。足の冷えも、骨盤（卵巣）の動きが悪いために起こります。

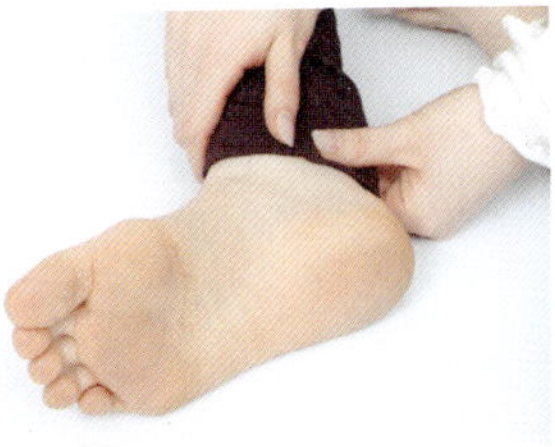

閉

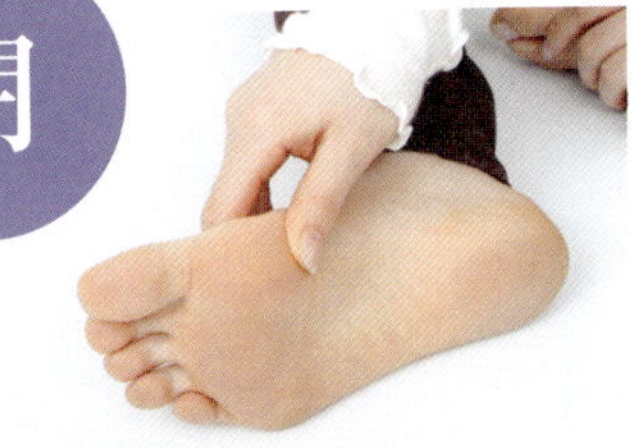

3 親指の下の膨らみ部分に力がある

親指の下の骨にハリがあってしっかりしている場合、その足のほうの骨盤が閉じています。

4 親指の下の膨らみ部分に力がない

親指の下の骨にハリがない場合、多くはその足のほうのお尻が下がり骨盤も開いています。

開

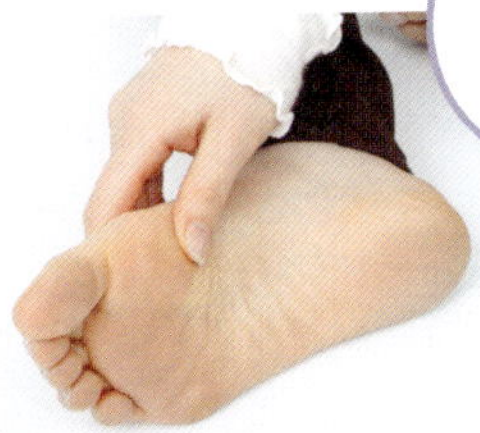

開

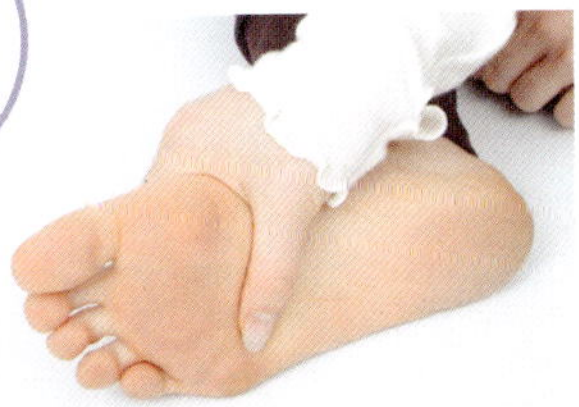

5 小指側に力がかかりがち

小指側に体重をかけて立ったり歩いたりしている人や、外反母趾の人は骨盤が開いていて弾力がないため、ひどいと人さし指か小指のつけ根のところにタコができます。

閉

6 仰向けに寝ると足先が閉じ気味

足を腰幅に開いて仰向けになり、足の力を抜いてラクな状態になります。足の指先をチェック。

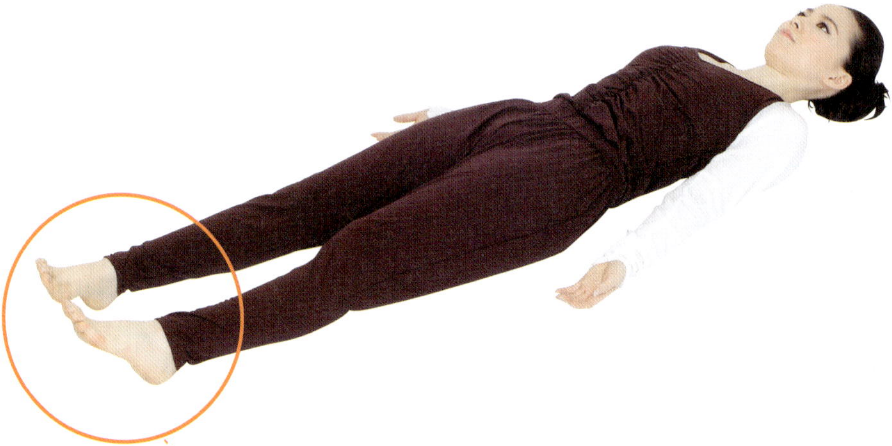

point

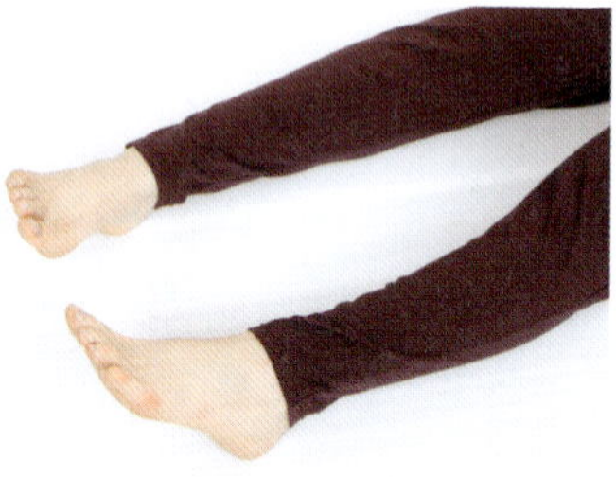

指先が内側を向いている場合、骨盤が閉じ気味のことが多いです。左右差がないかも確認しましょう。

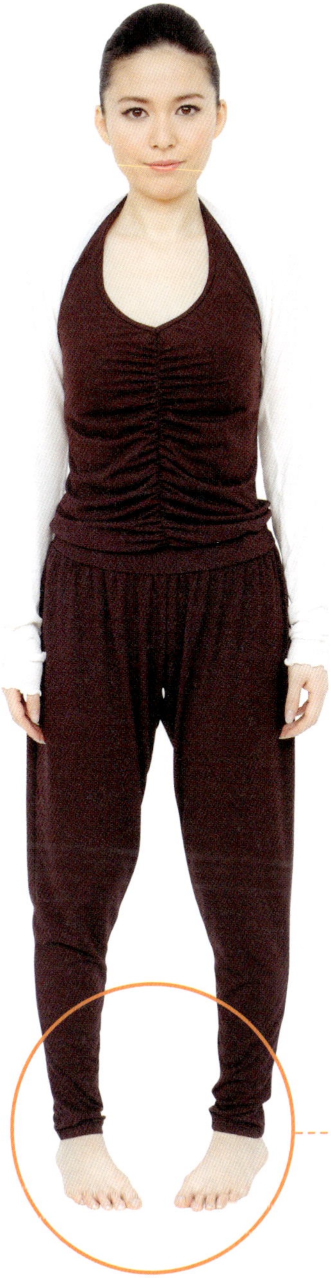

閉

7 立った時 足先が内向き気味

足を腰幅にして立ってみましょう。足の指先をチェックします。

point

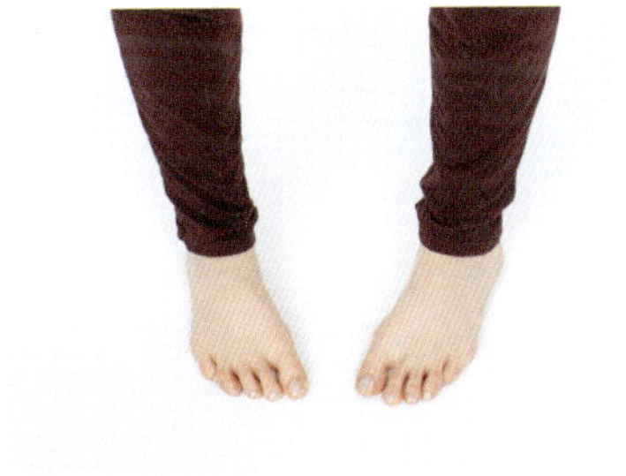

指先同士がついたり、指先がラクにのったりするような場合は骨盤が閉じ気味です。ただし、閉じ気味が悪いというわけではありません。

03

〝4日生理〟が理想な理由

骨盤の動きと生理

あなたの生理は何日間?
生理に伴う骨盤の動きをスムーズにして
4日生理の〝月経美人〟を目指しましょう!

生理は、骨盤が開いて下がり、その反動で閉じていく流れにより4日間で終わるのが理想です。6日以上続く場合は長すぎで、骨盤の開閉力（弾力）が悪いのです。そういう場合は足首が太くなりやすく、感受性が鈍りやすくなります。また、生理周期が30〜40日と長い場合は、目や頭の緊張によって骨盤が開きにくくなっていることがほとんどです。

生理で大切なのは、月経血の排泄を完全にすること。本書で紹介するケア方法で体をととのえると、次またはその次の生理から快調になります。

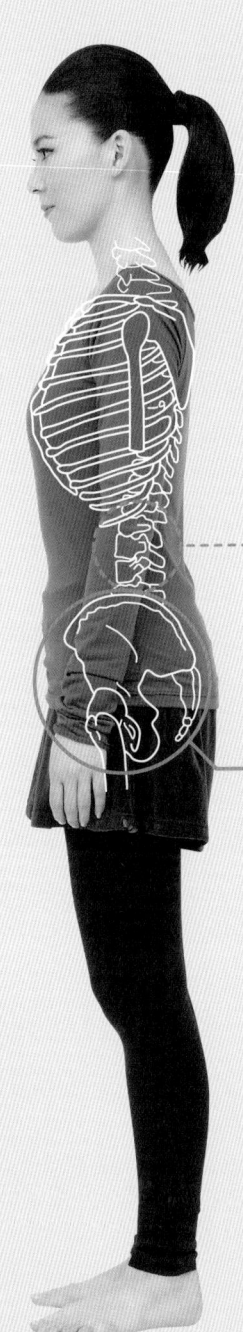

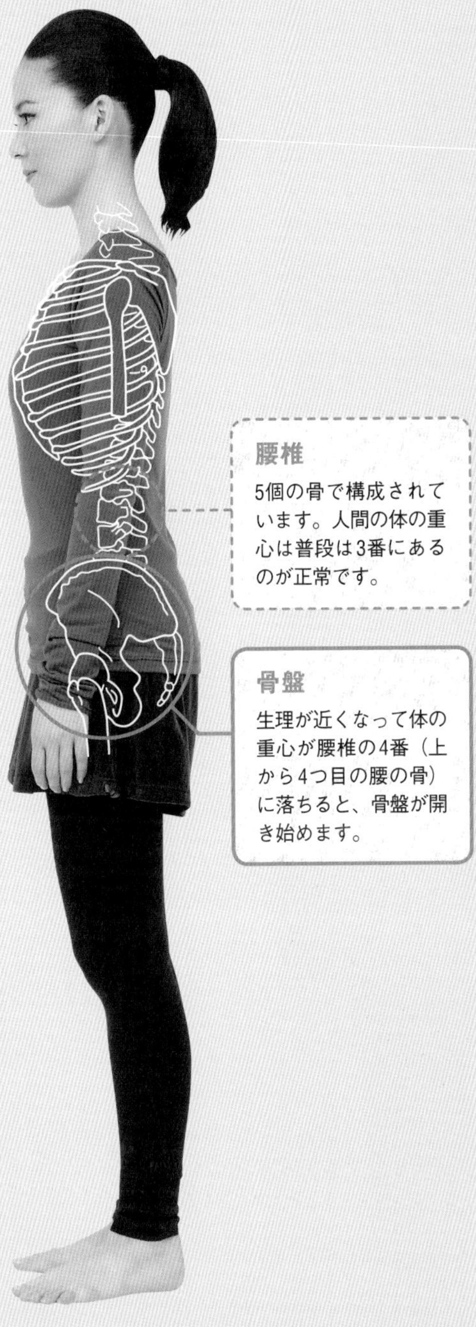

生理が近くなって体の重心が腰椎の4番（上から4つ目の腰の骨）に落ちると、骨盤が開き始めます。

生理の時骨盤はこんなにダイナミックに動きます

【生理直前】

腰の骨（腰椎）は上から1番～5番と数える5個の骨で構成されています。体の重心（バランスを取るところ）は普段3番にあるのが正常ですが、生理前日になると4番に重心が落ち、骨盤が開き始めます。

【生理初日】

いよいよ骨盤がグッと開き、生理が始まります。

【生理2日目】

最も骨盤が開きます。そのため2日目は出血量が多いのが自然です。すると生理中は快適で、生理後はだるさが取れてスッキリとします。

【生理3～4日目】

3日目に骨盤は開いたまま下がります。目や頭の疲れが残っていると、下がり具合が悪くなり排泄が不完全になります。

※以上は生理が4日で終わる場合の骨盤の動きです。

スムーズな
骨盤の開閉の仕組み

パズルのように互いに、影響を与え合っている骨格や神経、そして心。骨盤の開閉にも心と体が連動しています。

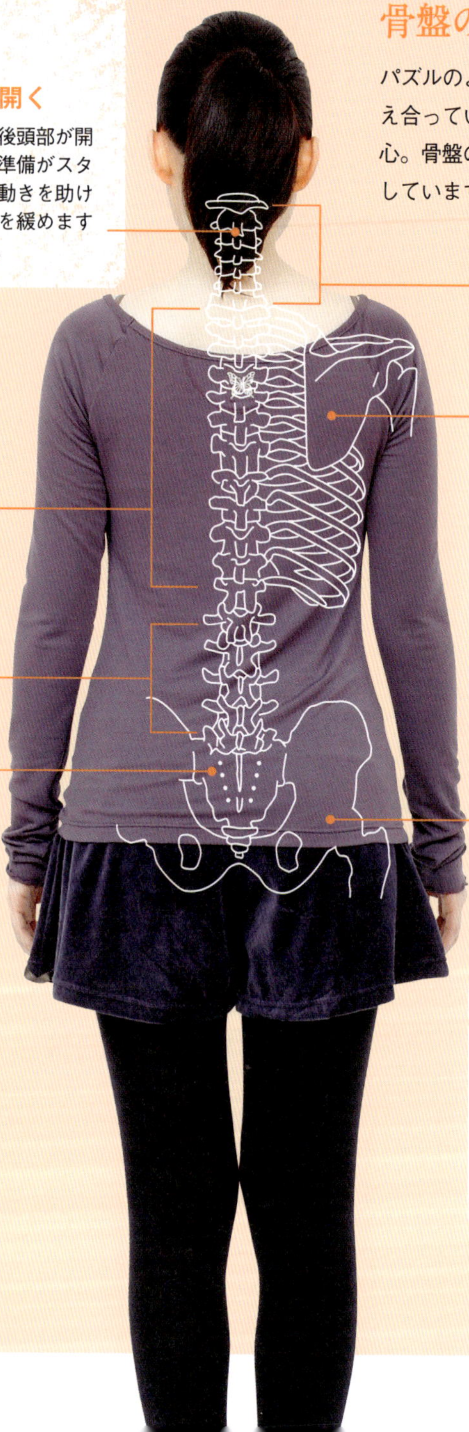

1 後頭部が開く

生理前には後頭部が開き、生理の準備がスタート。この動きを助けるため、首を緩めます(P69参照)。

2 肩甲骨が開く

後頭部が開いた後は、次いで肩甲骨が開いてきます。バストへ“手当て”をすると開きやすくなります(P70参照)。

3 骨盤が開く

後頭部や肩甲骨が緩むと、骨盤が開いてきます。

04

目や頭を使いすぎると骨盤力も一気にパワーダウン！

現代人は必読！　生理の不調と目や頭の使いすぎは深い関係があります。あなたの5年後、10年後は大丈夫？

目が疲れると、神経の緊張が頭や首を緊張させ、それが骨盤の開閉力低下につながります。すると行動力が落ちて、全身の疲労感を感じ、何ごともヤル気がなくなってしまいがちです。

　また、パソコンや携帯メールを長く使っていて疲れるのは、単に電磁波や「目を使う」ということだけの問題ではありません。「目を使う」「頭を使う（考える）」「指を使う」の3点がそろっているため、神経を最も緊張させるのです。そのため、生理が不順になりやすい上、女性本来のきめ細やかな感受性や、物ごとに対する勘も失われてしまいます。

『パソコンと携帯メールが女を壊す』といっても過言ではないほどです。

ですから、次ページで紹介している「3つのシンプルケア」で目や神経を積極的に緩めていきましょう。緊張が慢性化していると自覚できないことがありますが、このケアを3週間以上行うと、疲れが取れ、神経を緩める気持ちよさを感じることができるようになります。同時に女性らしさや自然な美しさが表れやすくなります。すべての女性にオススメの方法です！

05

効果絶大!!
すべての女性を助ける
3つのシンプルケア

スムーズな生理のために
女性の大敵である腕、肩、目の疲労を
取り除くケアをしていきましょう。

2

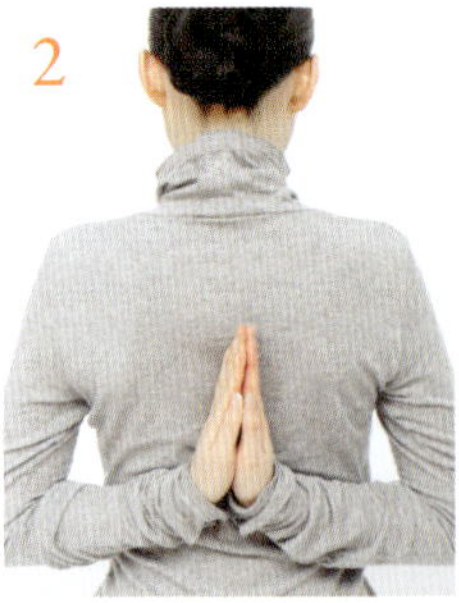

1

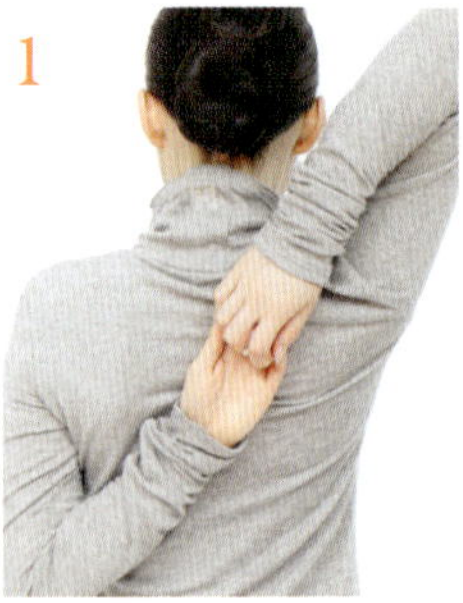

1：背中側に腕を回し、手をつないで首や肩の力を抜いて数秒ほどキープします。これは左右とも行います。2：背中側で合掌。腕と肩、首の力を抜いて保ち、気持ちよさを味わいます。

1 腕と首を緩める「腕の3点セット」

腕には目と頭の急処がたくさんあります。腕と首を緩めることで目や頭の疲れを取り、それによって骨盤の開閉力も回復していきます。ムダな力を抜いて、気持ちのいい緊張を味わうのがポイント。

詳しくは
←P44

3

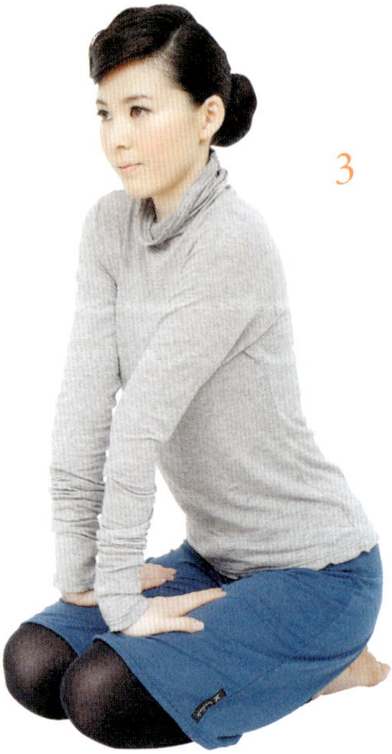

正座をし、指先を手前に向けて手を返し、太モモの上に手のひらを置きます。この状態で首の体操を行います。

2

肩コリを解消！「肩上げストン」

今まで上げたことがないぐらいできる限り肩を上げてキープし、一気にストンと脱力。肩コリの人にはこれだけでも効果絶大です。

写真の他、全部で3つの行い方があります。

詳しくは
←P46

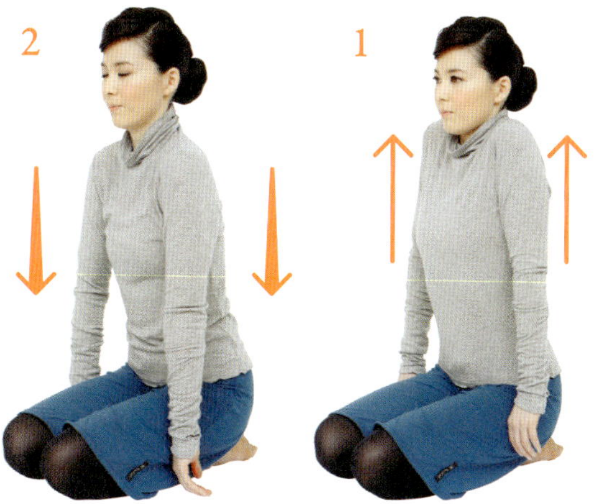

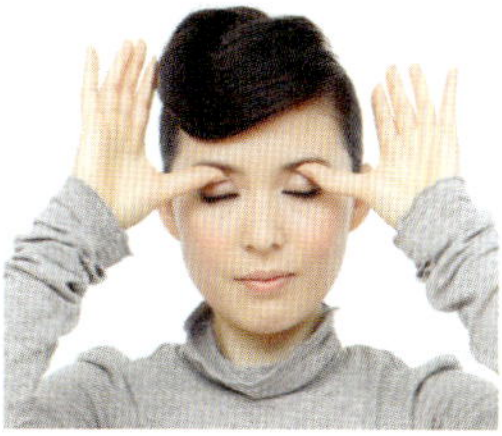

目の上の骨のキワを押さえます。

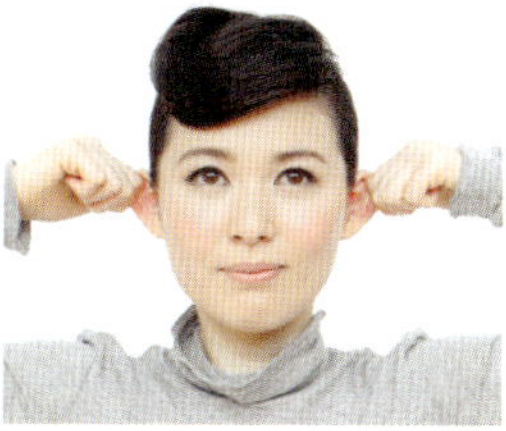

耳の硬いところや痛いところを強めに引っ張ります。

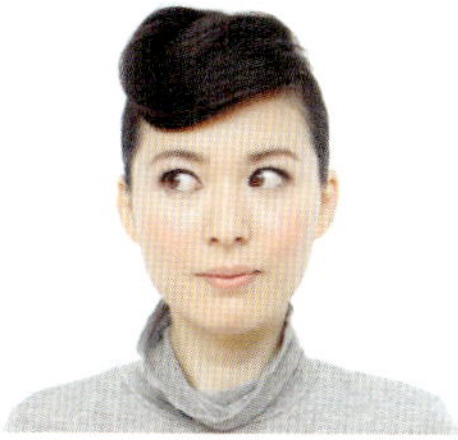

眼球をいろいろな方向に動かしてストレッチ。

3

「目のストレッチ」と「目の3点セット」

目は“表出した脳”とも呼ばれ、頭と深い関係があります。目を緩めることで、顔も表情も美しくなります！

詳しくは
←P49

手のひらの下の骨部分で目を圧迫して、しばらくキープします。

※コンタクトは必ず外して行います。コンタクトをしている時は、手のひらで目を被うだけにします。

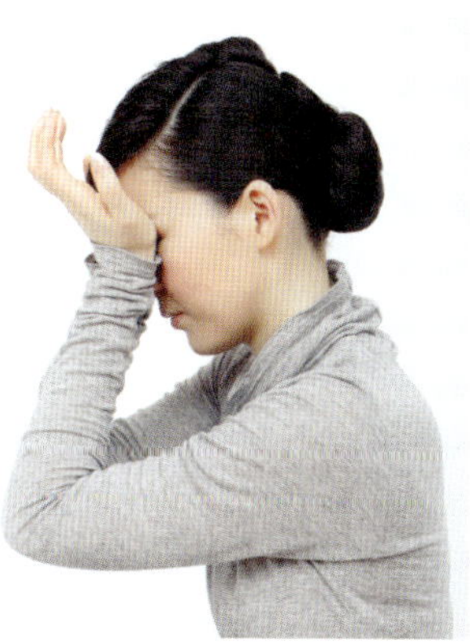

3

月経美人のもとは目を休めとにかくリラックス

女性にはもともと素晴らしい生命があります。
その力を妨げる目の疲れや体のこわばりをほどくだけで
思いもかけない大きな変化が訪れます。
この章で、体を整え「リセット」させましょう！

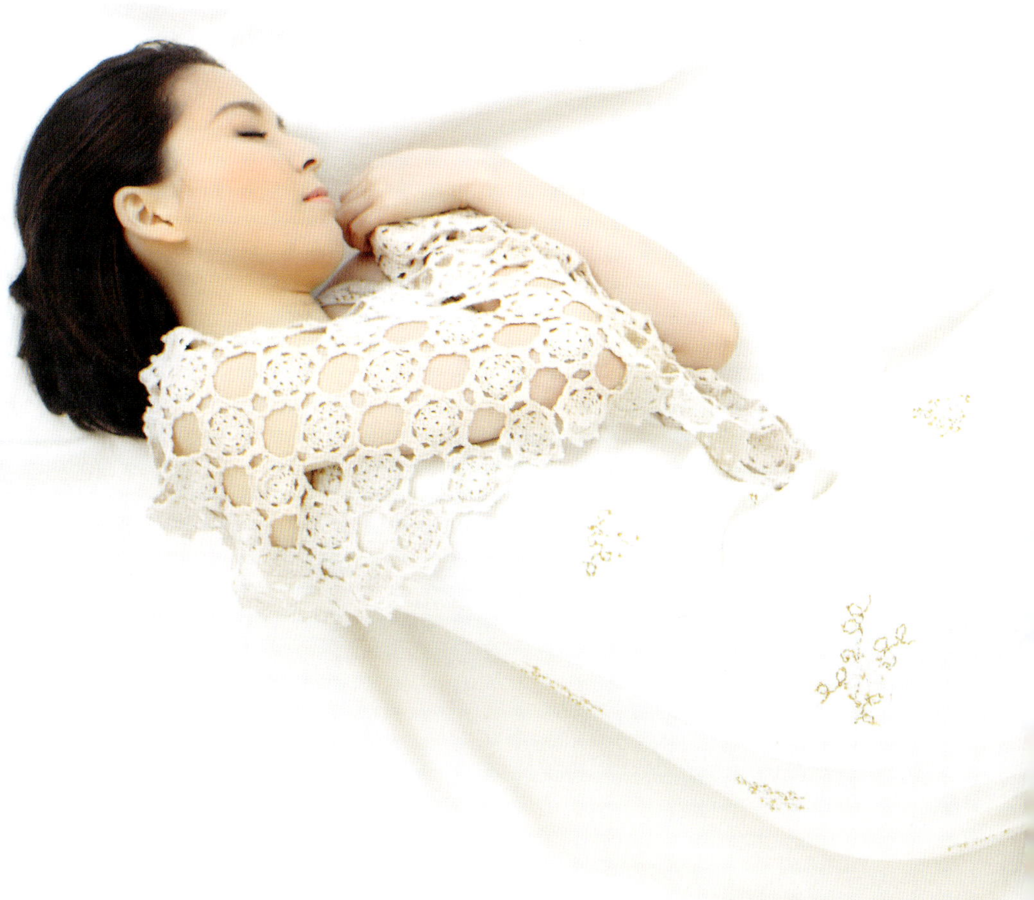

01

なぜ女性には リラックスが大切なのか

美しさと健康の大きなカギは、体を緩めること。
リラックスすることの重要性を知り
セルフチェックをしていきましょう。

風邪をひいても自然に回復したり、ケガをしてもカサブタができて元に戻ったことは、誰もが体験ずみでしょう。ここで大事なポイントは、自然治癒力、つまり生命力があるからこそ、風邪をひいたり下痢をしたり、湿疹を出したりできるということです。症状を通して毒を体外に出したり、熱で殺菌するなど体のバランスを回復させているのです（症状即治療法）。

　ところが、パソコンなどによる目や頭、指の酷使、さらには「体のためにこの栄養を摂ろう」、空腹ではないのに時間が来たら食事を摂るなど、知識優先で体の要求を無視していると、せっかくの自然治癒力を発揮できません。

　身心が本当に欲しているものやSOSなどの〝体の声〟をキャッチできるようになるためには、まずは「考える」よりも「感じる」こと。さらに、日ごろの体の偏りや疲労をほどいて、全身リラックスすることが大切です。なぜなら、女性の骨盤は緩むからこそ引き締まることができるからです。体と心は一心同体。体をととのえることで、心もリラックスできるようになるのです。

あなたの体はリラックスできていますか？

check!

- 朝の目覚めはスッキリ
- 通勤電車で眠くならない
- 生理前でも体も心も快適
- 自然と明るく振る舞い、笑いたくなる
- 心地よく眠り、食べ、お通じもある（快眠、快食、快便）
- 「生きている」それだけで気持ちよく、幸せ！

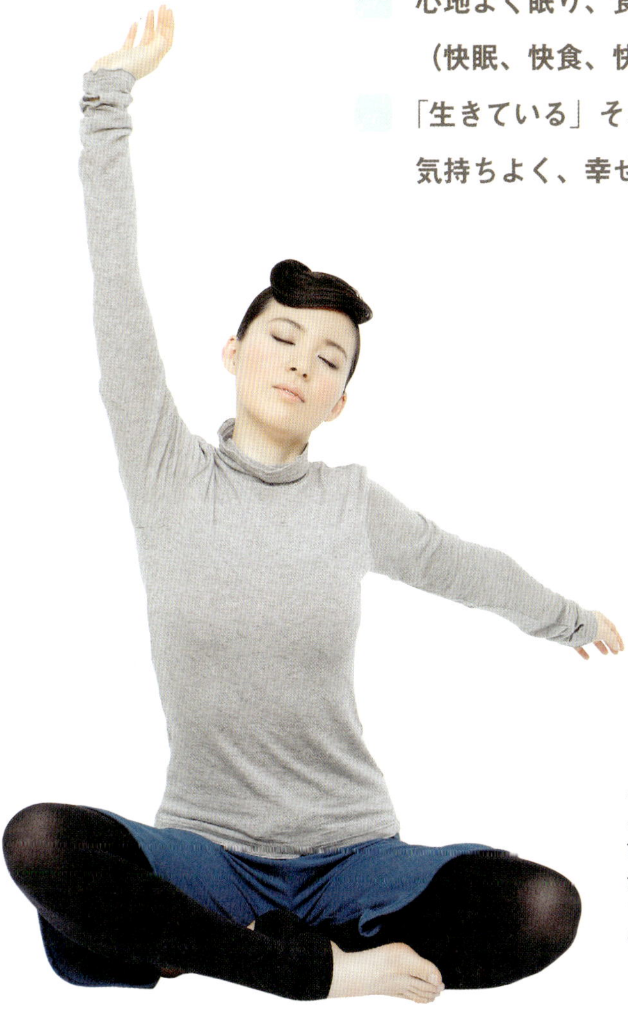

もし、思い当たるものが少なければ、身心に疲れが残っている可能性があります。まずは、生活の中で“体の声”を聞いていきましょう。その上で、この章のエクササイズ（整体）を実践していって下さい。

02

やさしい気持ちで手を当てるだけで絶大なる効果が

誰もが持つ自然な力で、自分や周囲の人の身心を癒すことができます。感受性も豊かに育まれていきます。

私達は痛みを感じた時、思わずとっさに手を当てています。本能的に手を当てるこの行為こそ、整体の原点である「手当て」です（これを整体では〝愉氣《ゆき》〟といいます）。「手から何が出ているの？　なぜ手を当てるだけで楽になるの？」と思うかもしれませんが、まずは実際に行ってみて下さい。子供のころなどに、経験したお母さんの手当てのような優しい気持ちで手を当てていると、痛みが和らぐだけでなく、体も心も最も自然な状態に戻っていくのです。

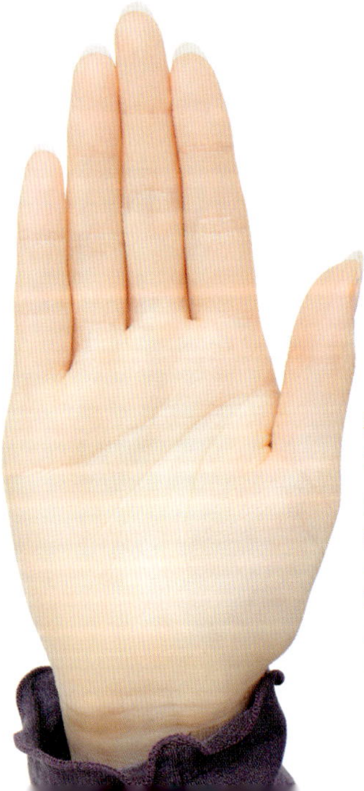

手を当てなくてもOK 気を集めることがポイント

気持ちが集まったところに“氣”が流れます。そして目は氣を一番感じ、送るところ。リラックスして、目の前の人や体の一部に気を集め、優しい気持ちで見ること（これも愉氣）で、自然な変化が起こります。

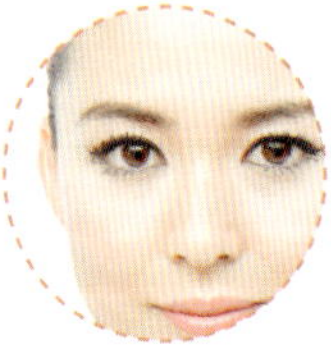

手に意識を集めるとさらに強力に！

目の前の人や体の一部に気を集め、手のひらに意識を集めると、実感できる“氣”の密度が高くなります。不安や心配は脇に置いて、リラックス＆集中して気持ちよく手を当てましょう。

手当てレッスン
“敏感な手のひら”を作る方法（合掌行氣法）

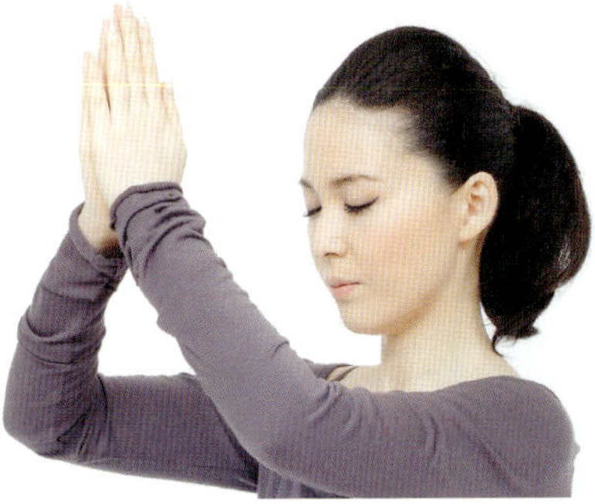

1

正座をして背中を伸ばし、ムダな力を抜きます。親指同士を眉間ぐらいの位置にして手を合わせます。

2

みぞおちが緩み、下腹（＝丹田。おへその3cmほど下）が充実するように感じるところまで手を下ろすと、さらに手のひらに自然に意識が集まっていきます。そのまま手のひらで呼吸するようなつもりで5分ほど合掌を続けます。

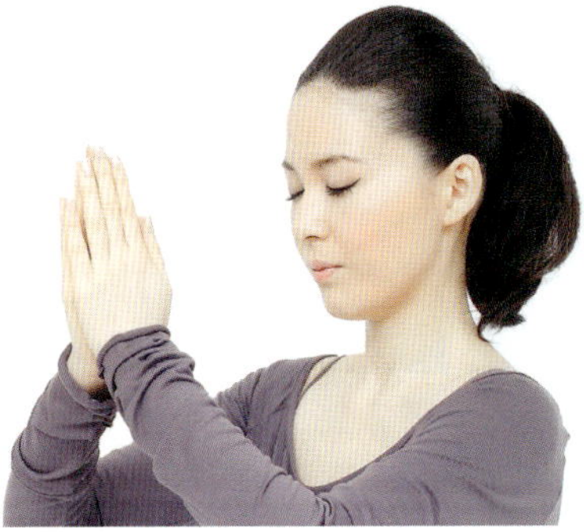

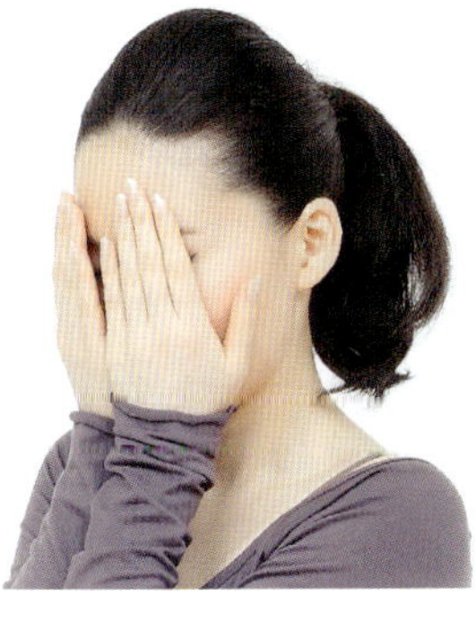

「手当て」で美人に！

こうして氣の集まった手は「魔法の手」。優しく手当てをすると、痛みや疲れもスーッと楽に。顔を包み込む手当てで肌はイキイキし、シワも薄くなります。顔を美しくする動き（顔の自動運動）が自然に出ることもあります。

リラックス整体

03

体と心を緩める「リラックス整体」を行っていきましょう。行うだけで氣の流れがよくなり、リラックスできる体になります。

リラックス整体 1

体と心を緩め老廃物をデトックスする呼吸法

邪氣呼出《こしゅつ》法

1

みぞおち（左右の肋骨が合わさっている中央部の指3本分くらい下。軽く触れると穴のように感じるところ）あたりに指先を当て、鼻から息を吸って背中を軽く反らします。

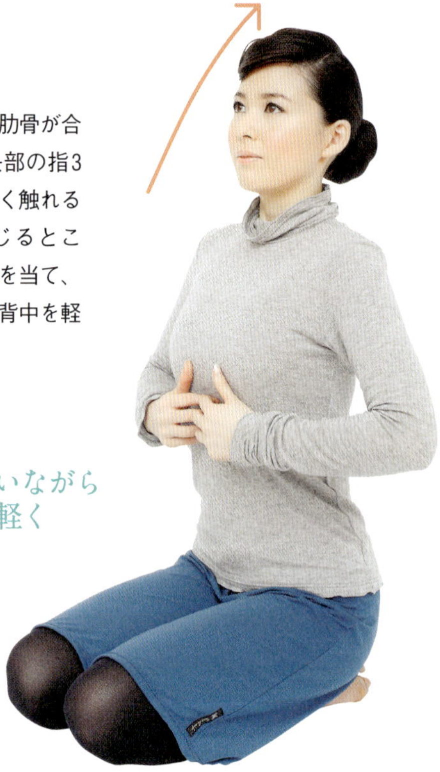

息を吸いながら
上体を軽く
反らす

整体では滞ったエネルギーを「邪氣」といいます。また肺の下のほうには残気（ざんき）という、通常の呼吸法では吐き切れていない空気が残っています。全部の息を吐き出しましょう。吐き出すからこそ新鮮な氣を取り入れることができます。

point

みぞおちの軟らかさで、身心のリラックス度合いがすぐにわかります。

体をととのえることや体がととのっている状態を「整体」といいます。整体というと、バキバキッと骨を鳴らしてととのえていくようなイメージを持っている人も多いでしょうが、もともとの「整体」は違うのです。本書では、身心を緩め、より美しくなるための、自分でできる「整体法」をご紹介します。

point

口を大きく開け、みぞおちが緩むように気持ちよく吐きます。

2

みぞおちを押さえて保ち、口を大きく開け、ハァーッと息を吐きながら、上半身を前に倒していきます。

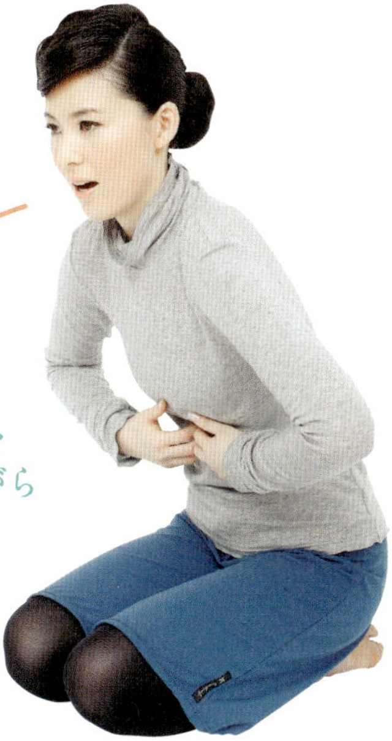

みぞおちを押さえながら吐く

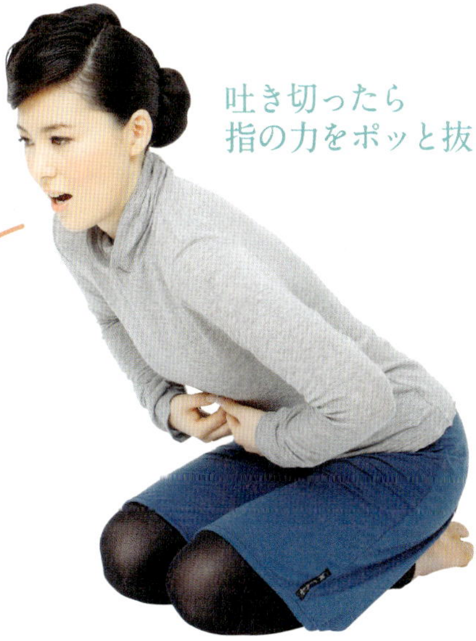

吐き切ったら指の力をポッと抜く

3

息を全部吐き切ったら、口を閉じ、指だけでなく全身の力をフッと緩めます。口を閉じているので息が鼻から入っていきます。吸いながら上半身を戻します。これをあくびが出るまで繰り返します。出なければ5回程度でもOK。この呼吸法を毎朝行うとリフレッシュでき、1日が爽快です。

腕と首を緩めるストレッチ

腕の3点セット

腕には目と頭の急処が多くあります。この体操で腕＋首、目、頭も緩め、骨盤の弾力も回復させることができます。行う前後で表情も肌も大きく変化。鏡で確認して下さい。

1

〈うしろ手つなぎ〉片手を上から、もう一方の手を下から背中側に回し、手をつないで約5秒キープ。この時、ムダな力を抜くほど効果があります。左右1回ずつ。

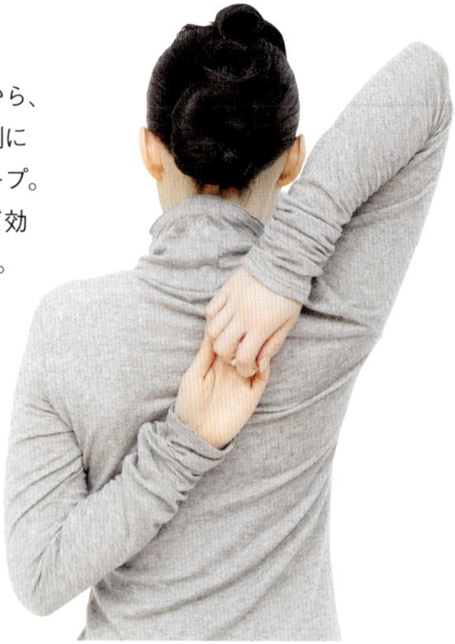

easy

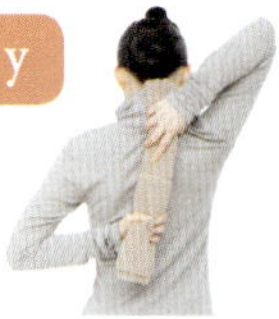

両指が届かない場合は、タオルなどを持って引き寄せます。決して無理せず、気持ちよく伸びていればOKです。

point

この姿勢で無駄な力を抜いていくと丹田（下腹部）に力が集まってきます。

2

〈うしろ手合掌〉両手を背中に回し、指先を上に向けて手のひらを合わせ、できるだけ上のほうへ。約10秒キープ。この時、ムダな力を抜くほど効果があります。

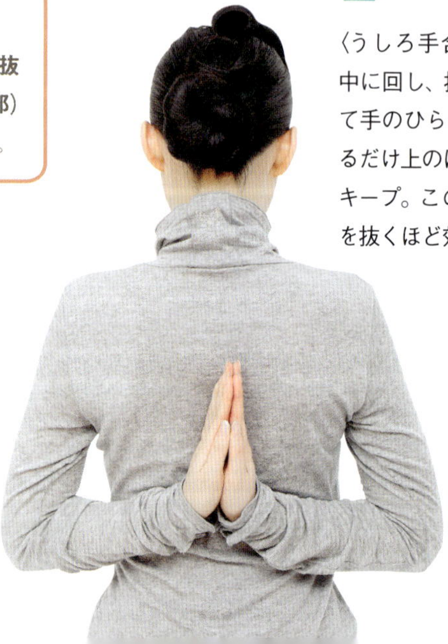

easy

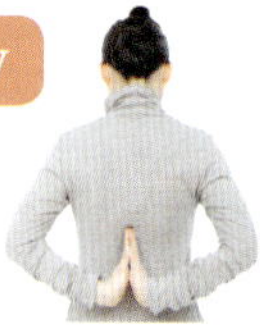

手の位置は、あくまでも気持ちのいい範囲で。手のひらが合わない場合は、握りこぶしでもOK。無理に行わないこと。

3

〈頭脳明晰呼吸法〉腕の内側を伸ばしながら、呼吸と同時に首の体操も行います。頭が急速に緩み、よく働くようになります。

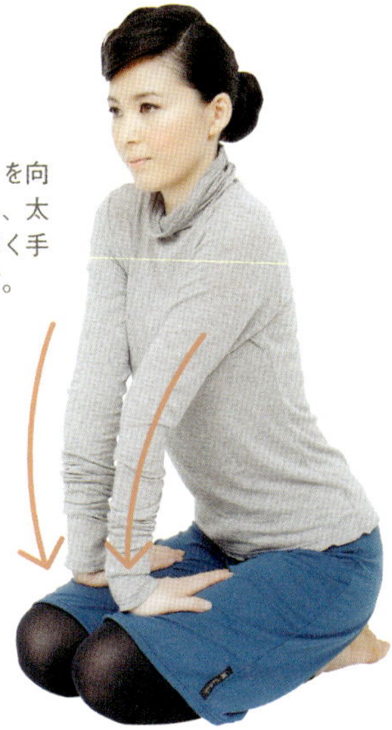

指先が自分のほうを向くように手を返し、太モモの上のなるべく手前に手を置きます。

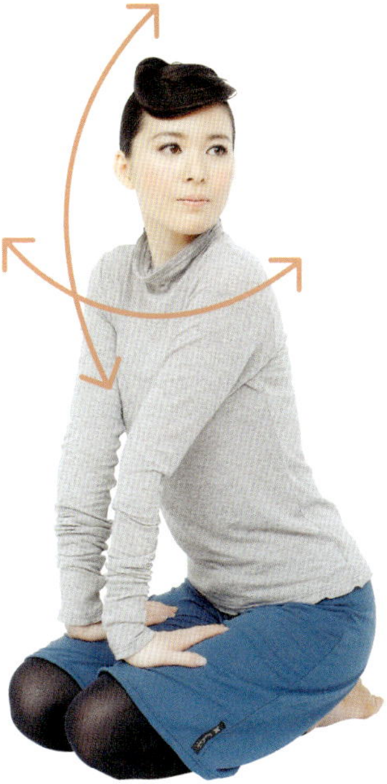

頭をねじったり前後に動かす

手はそのままで、息を吐いて下を向き、吸いながら顔を上げます。そこで息を止めて首の力を抜き、左右に振り返ります。続いて顔の上げ下げをします。

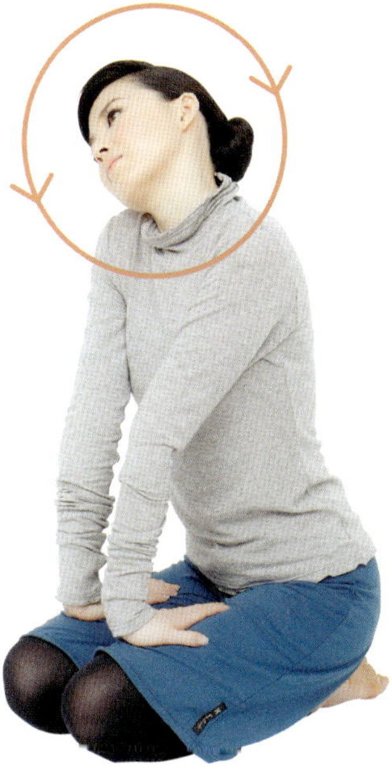

回転&左右

頭を右回し、左回しと回します。最後に耳を肩に近づけるように顔を左右に倒します（左右倒しは勢いよく行ってもOK）。そして息を吐いて下を向きます。苦しければ息継ぎをしてもかまいません。ここまでの流れを3回行います。2&3回目は首を気持ちよく揺らしたり回すのでもいいです。

point

腕の内側をしっかりと気持ちよく伸ばしながら行いましょう。

easy

できない人は、体から手を離し、できるところで手のひらを置きます。前方の床に着けてもOK。無理せず、気持ちいい範囲で。

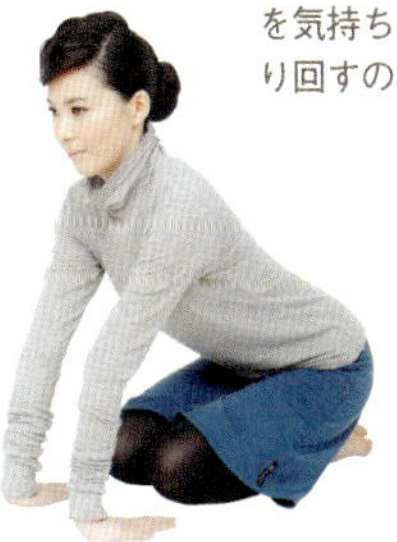

肩のコリを一気にリラックス

肩上げストン

肩コリに最適。リラックス感も手軽に味わえる体操です。仕事中にもオススメ。前ページの「腕の3点セット」の後で行うと、効果は倍増。

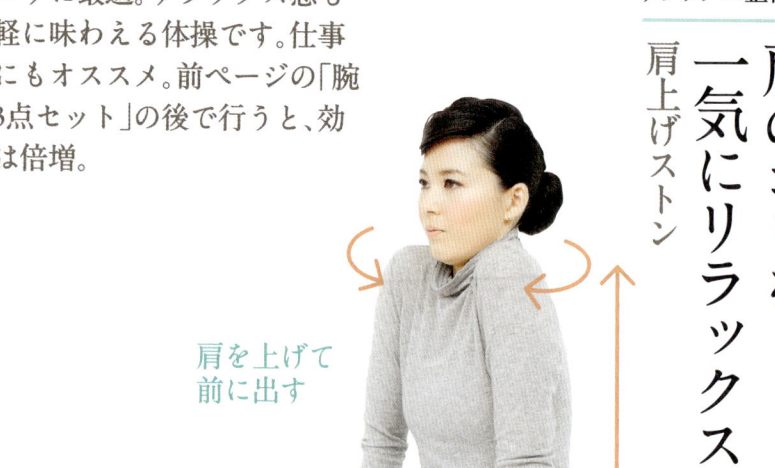

肩を上げて前に出す

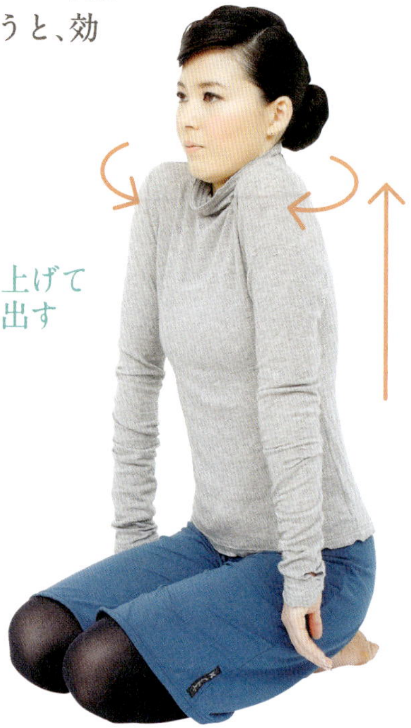

ストンと脱力

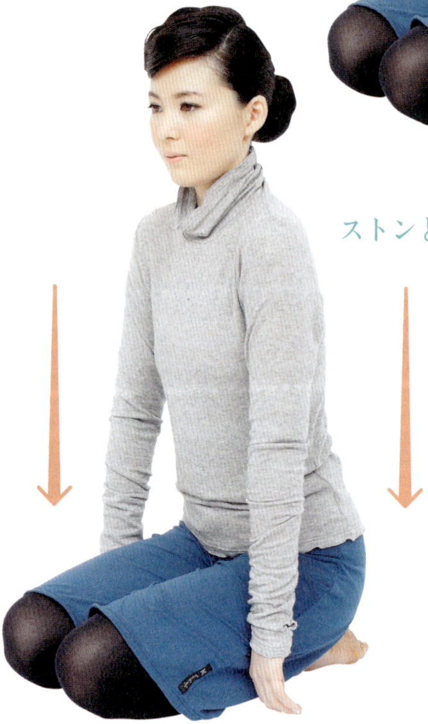

1

吐きながら肩を上げます。その高さを保ったまま、肩を前に動かして数秒キープ。気持ちよさが変わったのを感じたら、一気にストンと肩を落とし、数秒静止。1回行います。

point

肩を前に動かす時、肩甲骨の間を気持ちよく伸ばします。

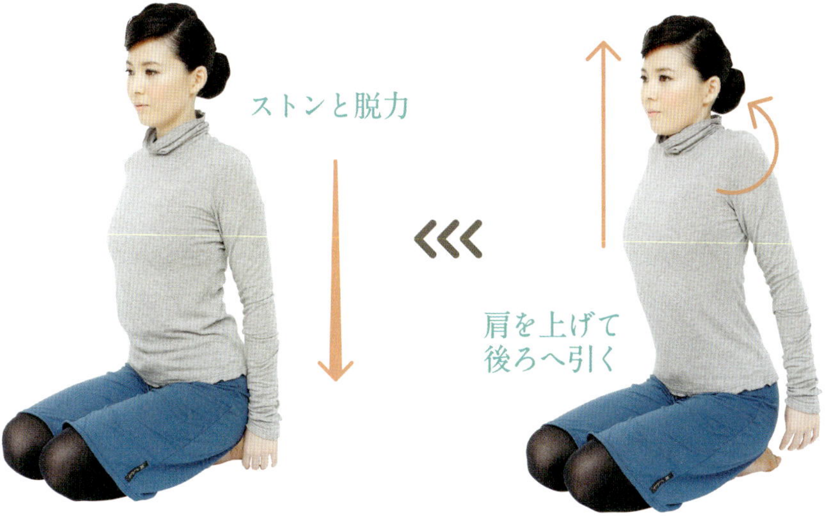

2

息を吸い、吐きながら肩を上げます。その高さを保ったまま肩を後ろに引き、数秒キープ。気持ちよさが変わったところで一気に肩を落とし数秒静止。前肩気味の人は1回でなく2回行ってもOKです。

point

肩を後ろに引く時、アゴと胸を前に突き出し、肩甲骨の間を寄せるようにします。

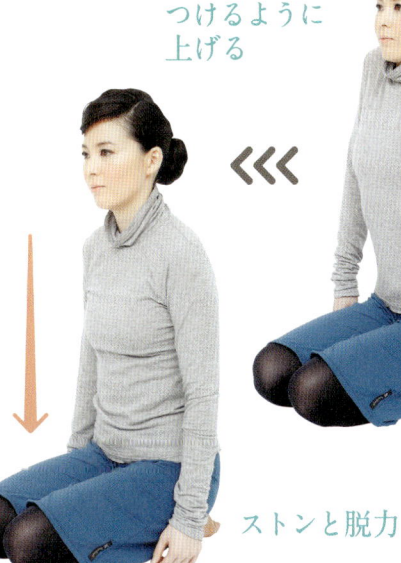

3

息を吸い、吐きながら肩を上げます。肩を耳につける感じで数秒キープ。気持ちよさが変わったところで一気にストンと肩を落とし数秒静止。1回行います。

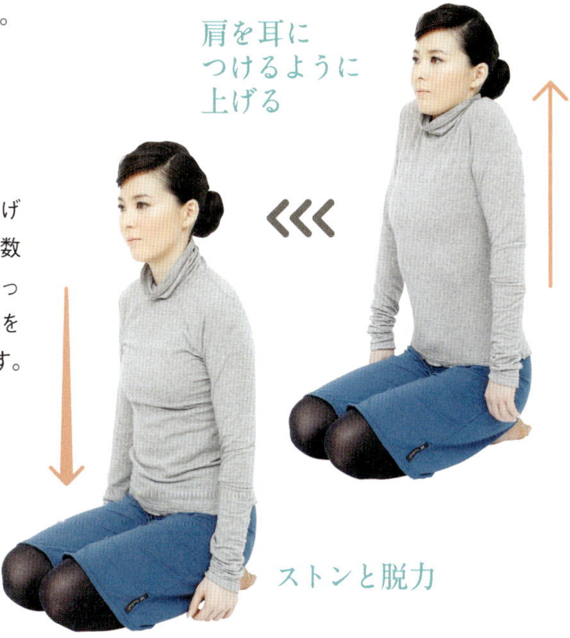

point

十分にキープし、脱力した後も静止するのがコツ。

視力を回復する

目のストレッチ

パソコンや携帯メールなどで視線を固定させていると、目の細かい筋肉は緩まなくなります。「目は表出した脳」。このストレッチで、目はもちろん頭も心もリフレッシュ！
（コンタクトは必ず外してから行いましょう）。

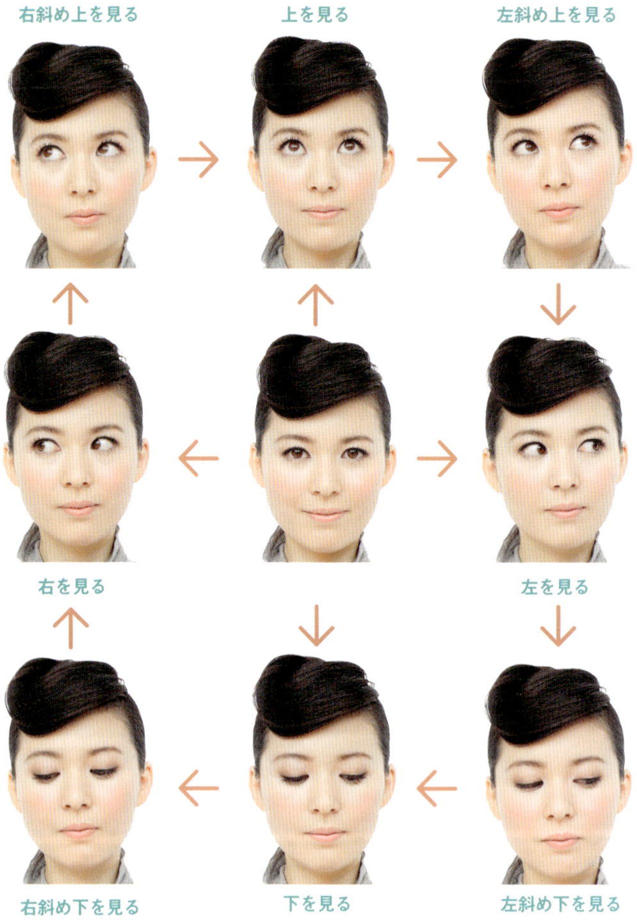

顔は正面に向けたまま、目だけを上下・左右に動かします。これを各1〜2セット行います。その後、左右交互に眼球をゆっくり1〜2回転。

注意！

これを行った後は必ず次ページからの「目の3点セット」や「目への手当て」を行って下さい。余裕があれば、その前に「腕の3点セット（P44）」〜「肩上げストン（P46）」を行いましょう。

目の疲れを癒す

目の3点セット

目のピントが合いづらい時や頭が疲れた時オススメの体操です。目や頭の疲れを取りイキイキとした瞳にします。目尻のシワが消える美顔効果もあります。

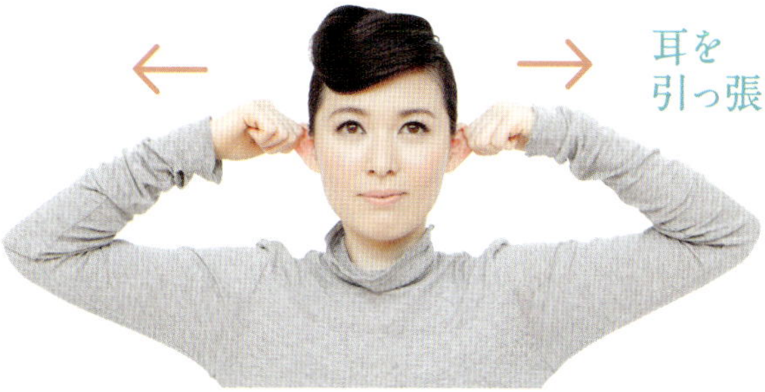

耳を
引っ張る

1

耳の硬いところや痛いところを探し、外側にほぐすように強めに引っ張ります。

2

目の上の骨のキワを親指で下から押さえ、目頭から外側へ滑らせていきます。最後にこめかみを軽く押し上げます。痛い部分を中心に。

目の上の骨を
押した後
こめかみを
引き上げる

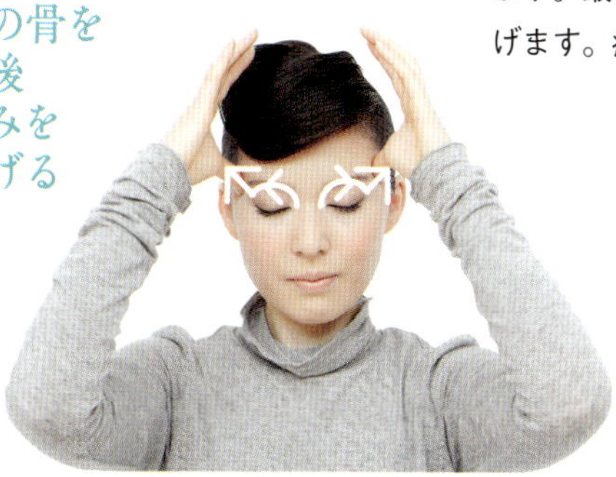

注意！

コンタクトレンズは必ず外し、気持ちのいい強さを調節して行いましょう。

手のひらのつけ根で
優しく眼球を押す

3

手のひらのつけ根で目を圧迫します。ヒジで体を支え、両方の目に同じぐらいの気持ちいい圧がかかるように30秒〜1分ほど行います。何回かに分けてもOK。

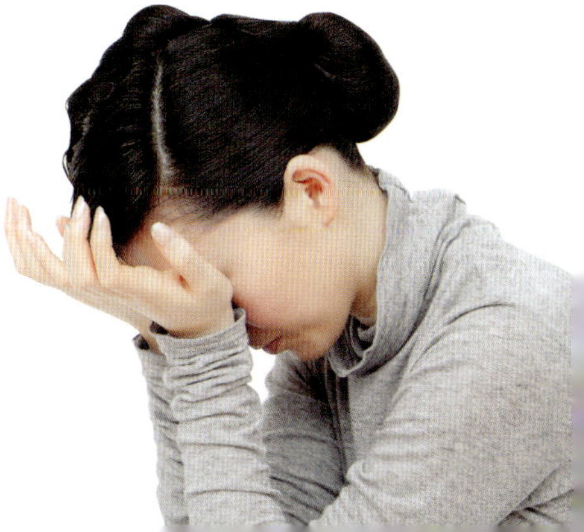

目にやさしく手を当てる

目への愉氣《ゆき》（手当て）

目のリラックスは現代人にとって最重要課題。手当てをすることで、目を緩め、視力回復にも。コンタクトレンズをしている人は、外してから行いましょう。

手のひらでまぶたを覆うように手当てをします。手のひらから息を吐くようなつもりで。できたら10分ほど行います。

手のひらを目に当てて意識を向ける

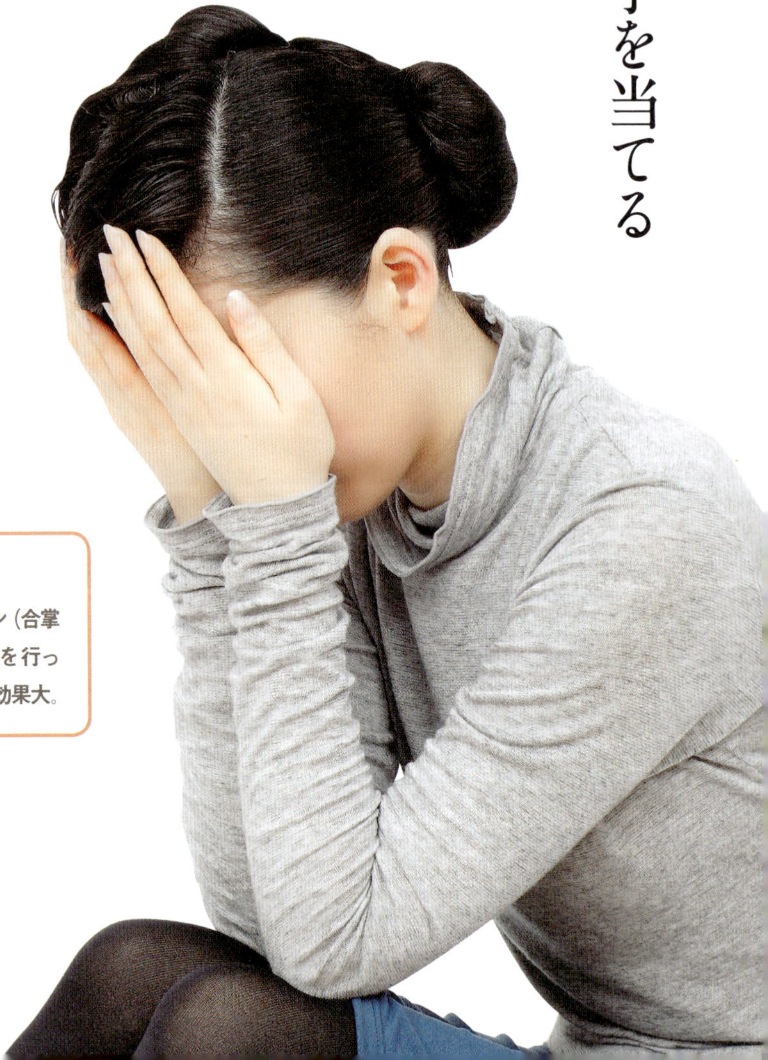

point

手当てレッスン（合掌行氣法。P41）を行ってからすると効果大。

のびのび〜ゆらゆら

のび体操（内感運動）緊
〜ゆら体操（自動運動）緩

気持ちいい動きを探すよう自由に動きます。「考える」ではなく「感じ」、「まかせる」時間を作ることで元気に。感受性や直勘も磨かれて、体も心もイキイキ、自然な美しさが引き出されます。

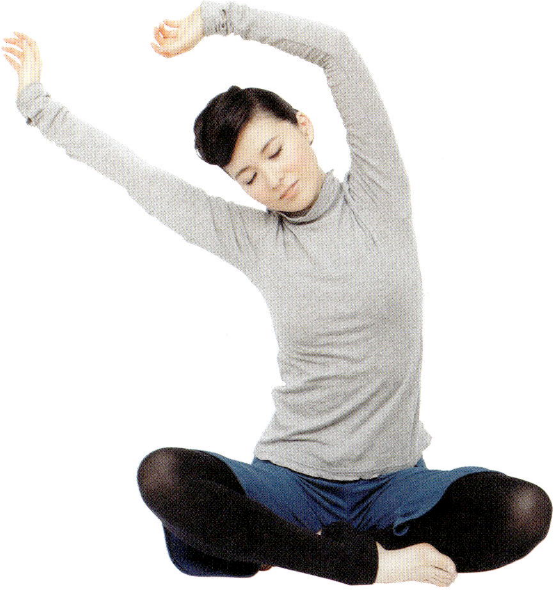

気持ちよ〜くのびのび〜

体の感覚を味わいながら、気持ちよさを探して動いていきます。手足や頭、胴体など、全身をいろいろな角度にのびのびと動かしましょう。これだけで体がととのっていきます。できたら10分以上。

気持ちよ〜くゆらゆら〜

さらにできる人は、今度は逆に力を緩め、頭の中をポカンとさせ、体にまかせて動きましょう。どんな動きになってもOK!　動く瞑想でもある効果抜群の「究極のセルフ整体」です。

背骨に氣を通す呼吸法

脊髄行氣《ぎょうき》法

いつでもどこでもできる簡単な呼吸法ですが、体に活力や弾力を与えるとっておきのメソッド。美容や健康に欠かせません。行った直後〜数分後に効果を感じられるはず！

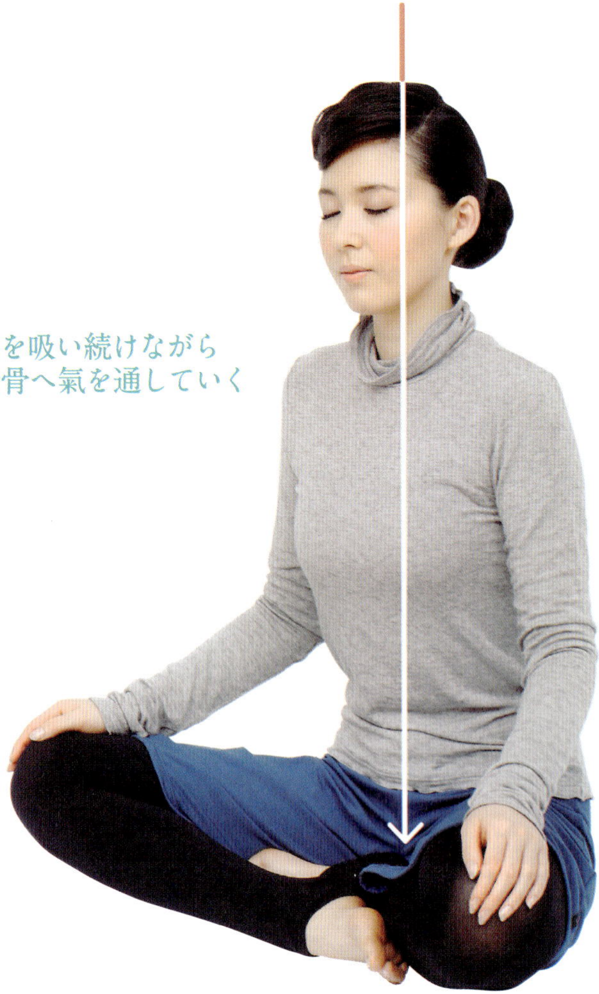

point

軽く背骨を上から下に反らせると意識を集めやすいです。

正座や楽な座り方をして軽く背を伸ばし、上半身の力を抜きます。頭のてっぺんから息を吸い、そのまま首、背中、腰へと背骨の中心に息を通すようなつもりで行います。何回行ってもOK。

頭を空にしてポカンとする

瞑想

瞑想は心の大掃除。緊張がほどけ、ストレスが抜けるだけでなく、体もとってもスッキリします。ぜひ毎日どこでも行ってみて下さい。うまくいったかどうかではなく行うこと自体に意味があります。

軽く背筋を伸ばして座り、できるだけ力を抜いていきます。心の力も限りなく抜いてポカンとします。好きなだけ行ってかまいません。

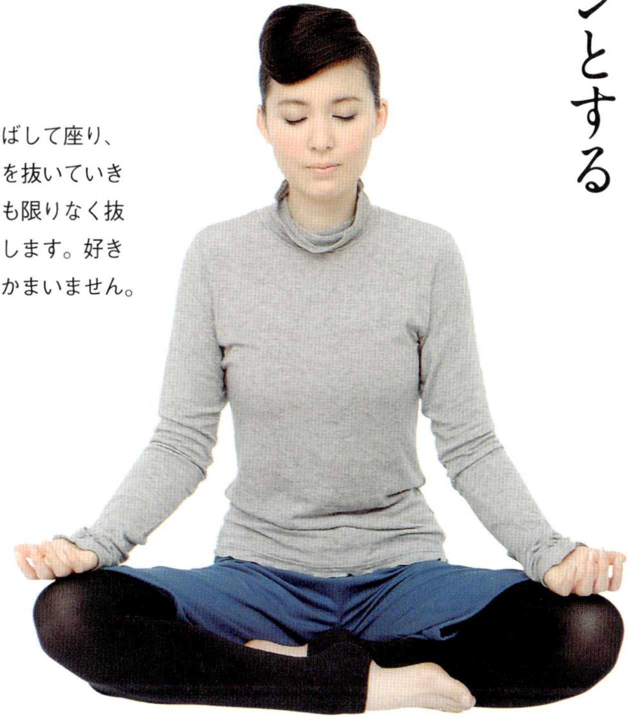

column 1

瞑想をうまく行うには？

姿勢が決まったら体の力を抜き、丹田（下腹部）を軽く意識します。静かな深い自然な呼吸を感じ、あとは限りなくポカンとしていきます。雑念が浮かんでも、それはそれとして流し、ただポカンとするよう心を向けます。体や心がなくなる感じになったら、深く瞑想できている証拠。

リラックス整体10

左右の歪みを取る

操体法①

行いやすい&気持ちいい側を行うだけで体がととのう「操体法」を紹介します。まずは骨盤の左右差を改善していきましょう。リラックスして行うと1回で変化があります。

かかとを片方ずつ突き出してチェック

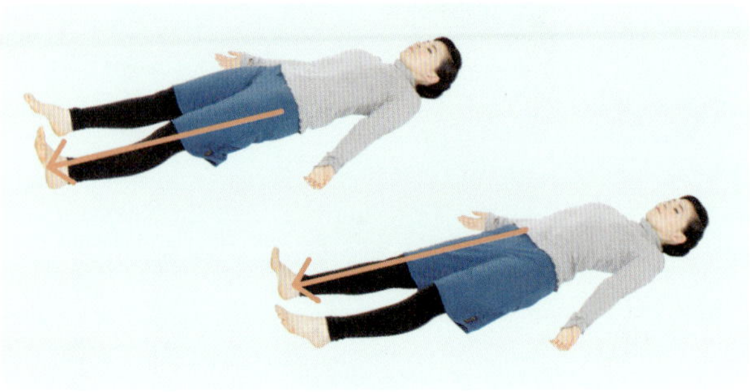

足を腰幅に開いて仰向けになり、一度全身の力を抜きます。片方ずつかかとを腰から突き出します。左右1回ずつ行い、差をチェック。行いやすい側を確認します。

やりやすい側をゆっくり一度

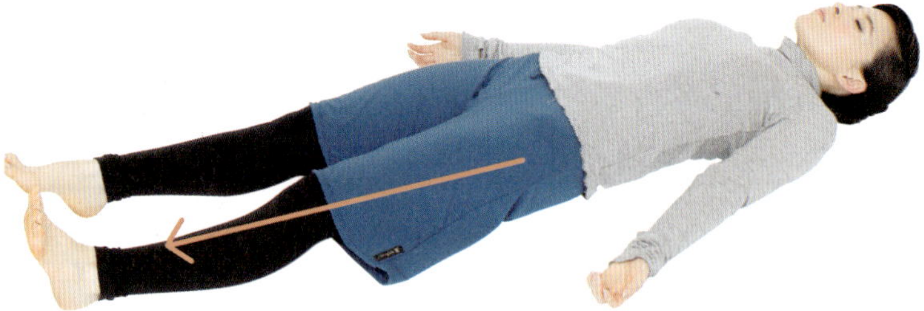

行いやすい、気持ちいい側のかかとをゆっくりと突き出し、気持ちいいところで数秒キープ。全身を脱力して、呼吸がととのうまでしばらく静止します。その後、行った側から片足ずつ確認し、行っていない側がやりやすくなっていれば成功。変化がない時にはもう1回。それでも変化を感じない時は反対側を1回だけ行いましょう。

point

水の中で動いているように気持ちよくゆっくりと。

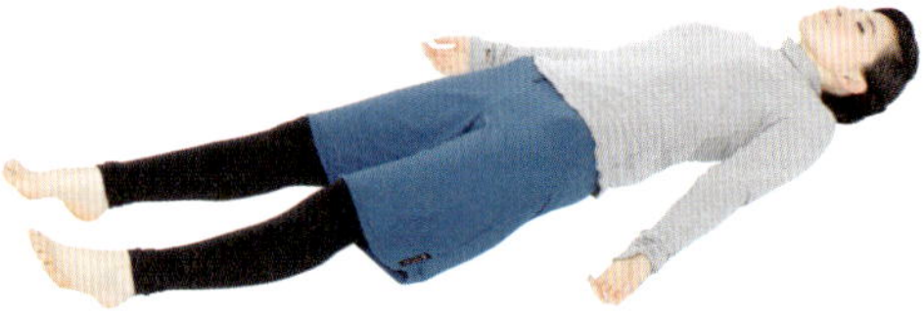

全身脱力

ねじれの歪みを取る

操体法②

操体法はどれもやりやすい側を行うことで体がととのい、やっていない側がやりやすくなる不思議な体操です。この操体法は骨盤や腰のねじれを取り、腰痛も改善させます。

ヒザを左右に倒してやりやすさをチェック

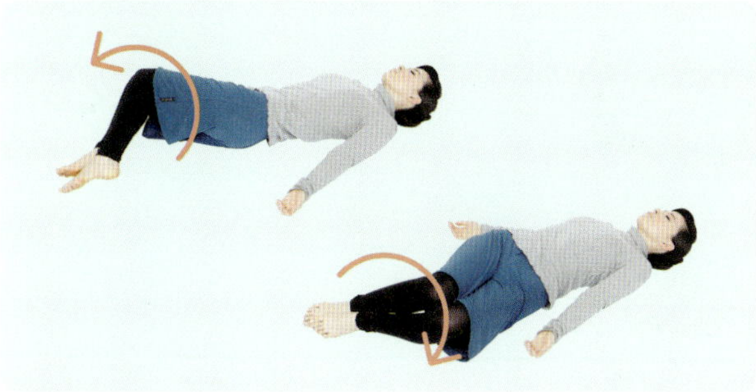

足を腰幅に開いて仰向けになり、一度全身の力を抜きます。ヒザを立ててから両ヒザを左右に倒し、どちらがやりやすいかをチェック。

point

脱力する時は全身の力を抜くので、足の位置がズレます。

やりやすい側をゆっくり一度

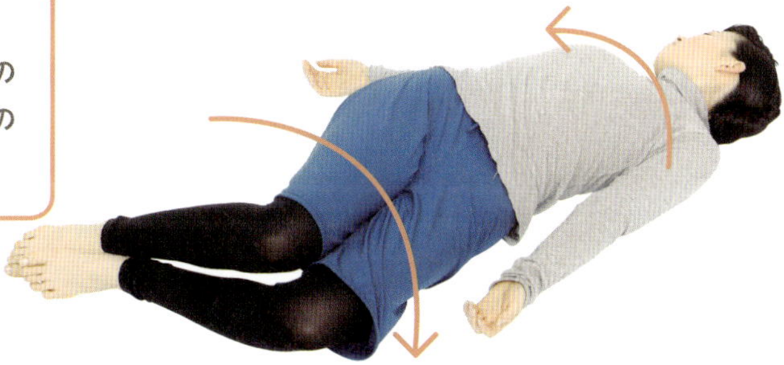

やりやすい側をゆっくり1回行います。気持ちいいところで数秒キープしてから、脱力してしばらく静止。その後、行った側から両方を確認します。

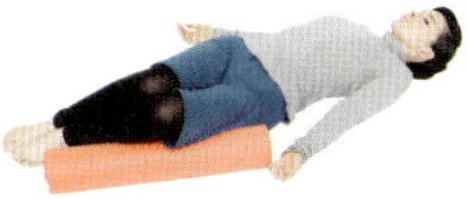

ヒザが床に着かない場合は、心地よく行える高さに合わせて座布団や丸めたヨガマットなどを置き、そこに押しつけるようにして倒します。

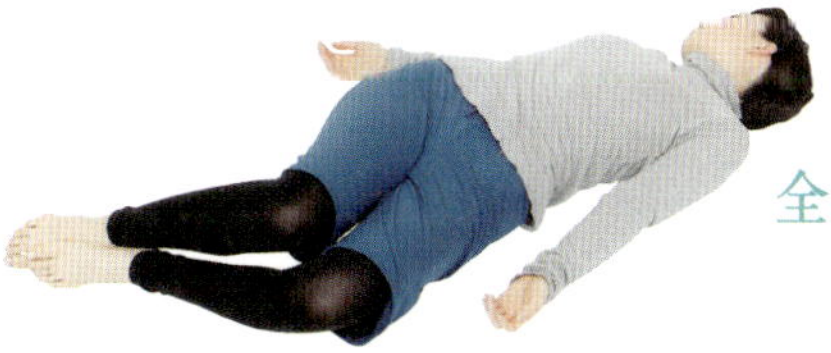

全身脱力

前後の歪みを取る 操体法③

骨盤の前後の歪みを取る操体法です。
腰の根元の痛みを改善させる効果もあります。
操体法はどれも「気持ちよさ」がポイント。
痛みをこらえて行うと、効果はありません。

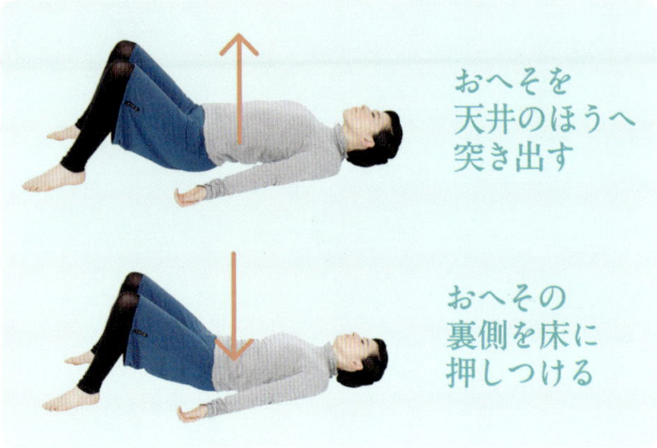
おへそを
天井のほうへ
突き出す
おへその
裏側を床に
押しつける

足を腰幅に開いて仰向けになり、腰を反らせておへそを天井のほうに突き出します。次に、おへその裏側を床に押しつけるように反対の動きをし、どちらがやりやすいかをチェック。

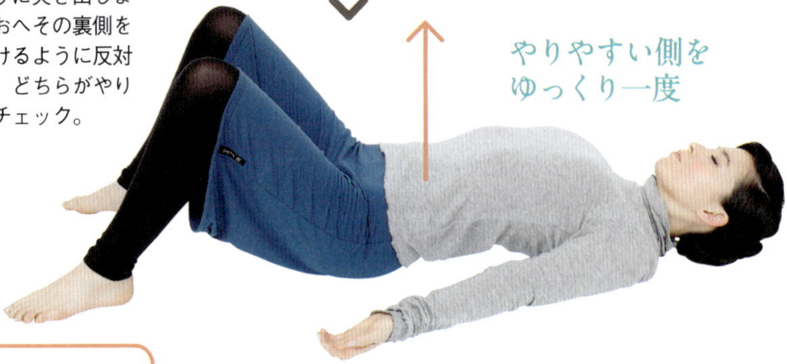
やりやすい側を
ゆっくり一度

point

床に押しつける時は、腰を丸めるようにします（やりやすい側がわからなければ、この体操は省いてもOK）。

やりやすい側を1回行います（迷う場合は床に押しつける側を行いましょう）。気持ちいいところで数秒保ち、脱力後5～10秒静止。その後、行った側から両方を確認します。

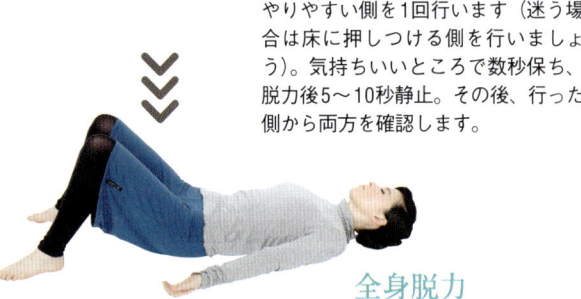

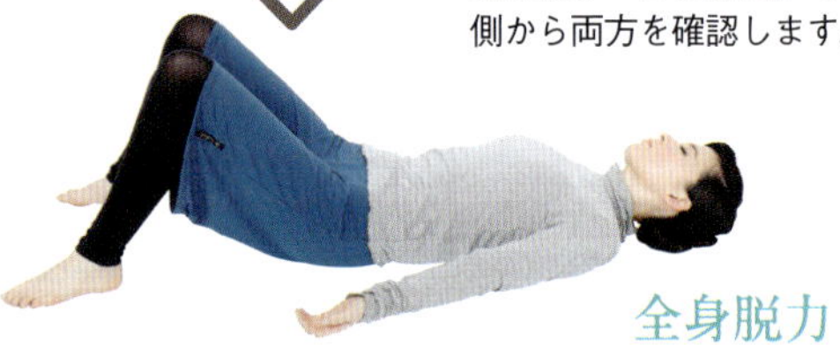
全身脱力

仰向けのび～ゆら

仰向けのび体操（のび体操）緊
～仰向けゆら体操（自動運動）緩

体の感じを味わい、気持ちいい動きを探すように、自由に動きます（P51参照）。自然に体がほぐれ、ととのっていきます。できればそのまま好きなだけ体の動きにまかせていきましょう。

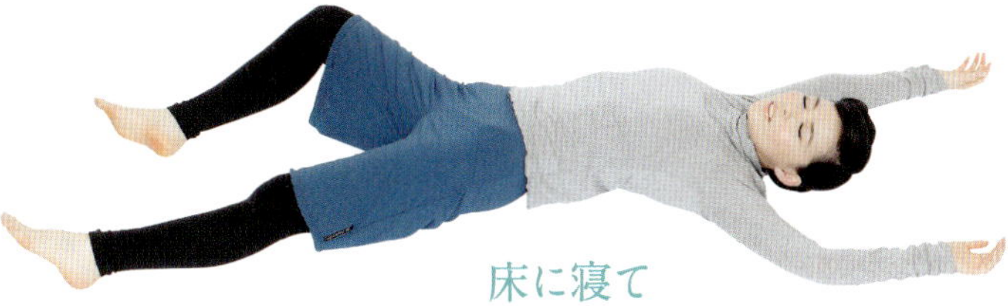

床に寝て
気持ちよ～く

仰向けの姿勢で、手足を伸ばしたり腰をねじったり、気持ちよく感じるように自由にのびをします。感じることを手放し、体の動きにまかせるのもオススメ。

のびのび～

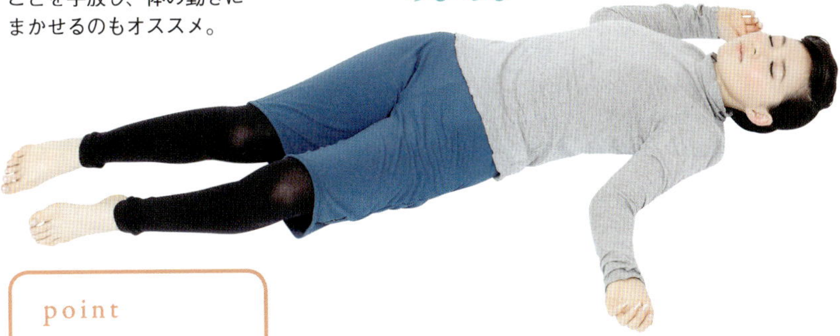

point

ゆら体操は頭を空っぽにして内側からわき起こる動きにまかせる感じで。

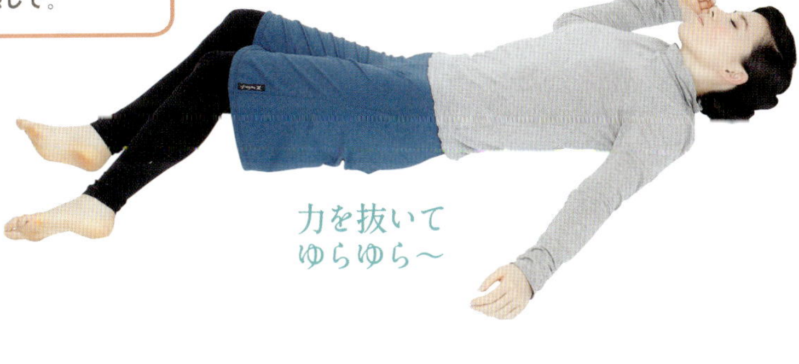

力を抜いて
ゆらゆら～

リラックス整体 12

横たわって限りなくリラックス

全身を脱力させて重力にまかせ、できるだけポカンとしましょう。横になったまま瞑想する、究極のリラックスポーズです。

point

体も心もなくなり空っぽになったような感じを味わいます。

仰向けになり、かかとが床に着いている感覚を味わった後、吐く息と同時に心身の力が抜けていくのを味わいます。そのまま、さらにポカンとしていきましょう。

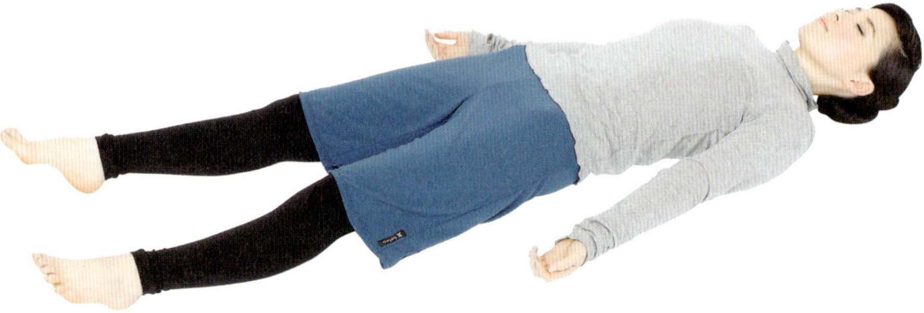

column 2

邪氣吐きでリラックスできたかをチェック

リラックス整体が終わったら、もう一度邪氣吐きをチェック。みぞおちは体と心のリラックス度合いのものさしなのです。ここで再び行うことで、さらにリラックス&デトックスできます。

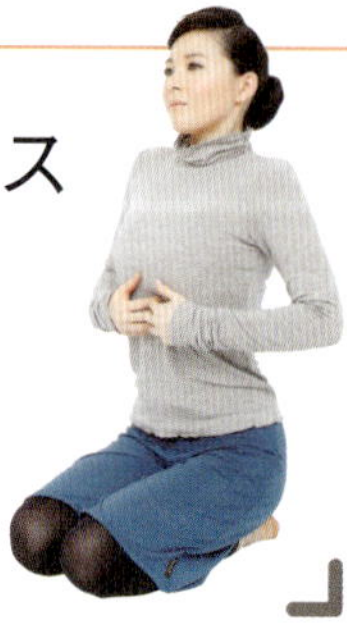

みぞおちに指を当て、鼻から息を吸います。口を大きく開け、口から息を吐きながら、上体を前に。吐き切ったら脱力し、吸いながら上体を起こします。

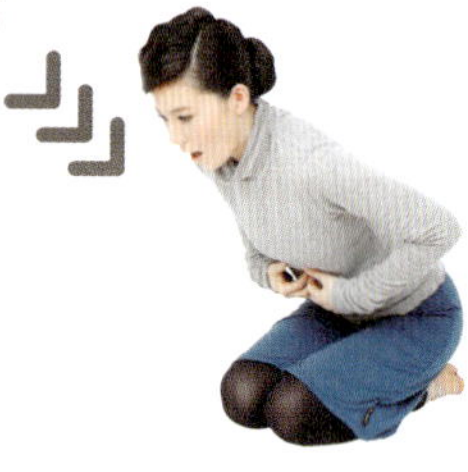

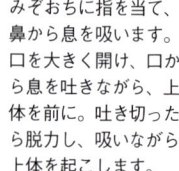

詳しくは
→ P42

足湯をする

くるぶしの真ん中〜上あたりまでを浸ける
足湯は、あらゆる症状に大変な効き目があります。
なお、呼吸器と消化器系の調子が悪い時には、ヒザまで浸かるヒザ湯にしましょう。

point

少し熱めで気持ちいい温度で。1〜2分で足が赤くなるぐらいがベスト。

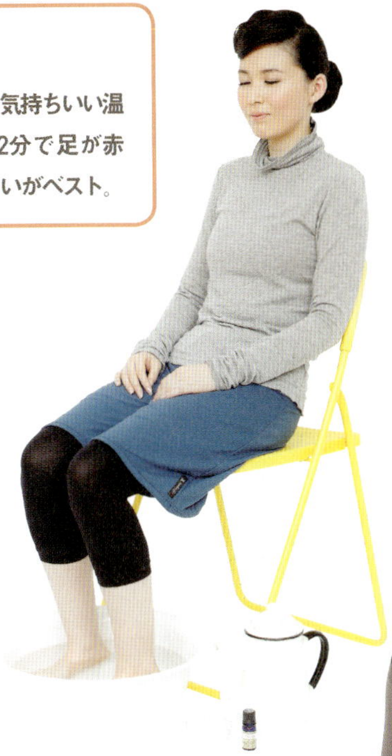

少し熱めのお湯に両足を6分浸します。途中で差し湯をして温度を上げ、調整します。「少し熱めで気持ちがいい」という感覚をキープする感じに。

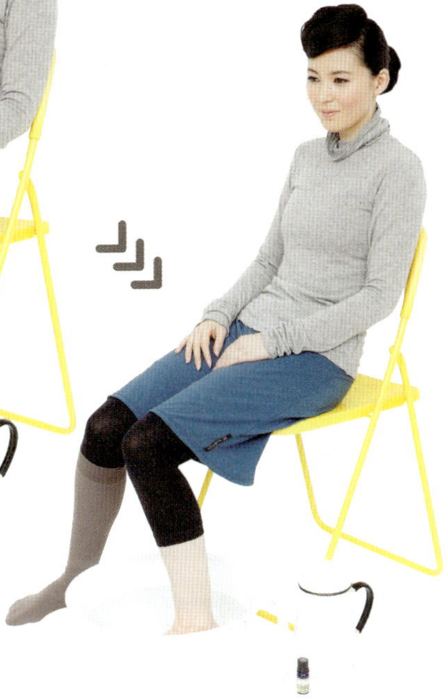

6分たって左右の足を見比べ、もし赤くなっていないほうがあれば、そちらの足をさらに2分浸します。その時、もう一方はよく拭いて靴下をはいておきます。終わったら、必ずひと口でも生水（加熱していない水）を飲んで下さい。

column 3

足湯に入れたいもの

塩をひとつまみ入れると、保温効果が高まり、体が活性化します。おろしショウガやお気に入りのエッセンシャルオイルなどを入れるのもオススメです。

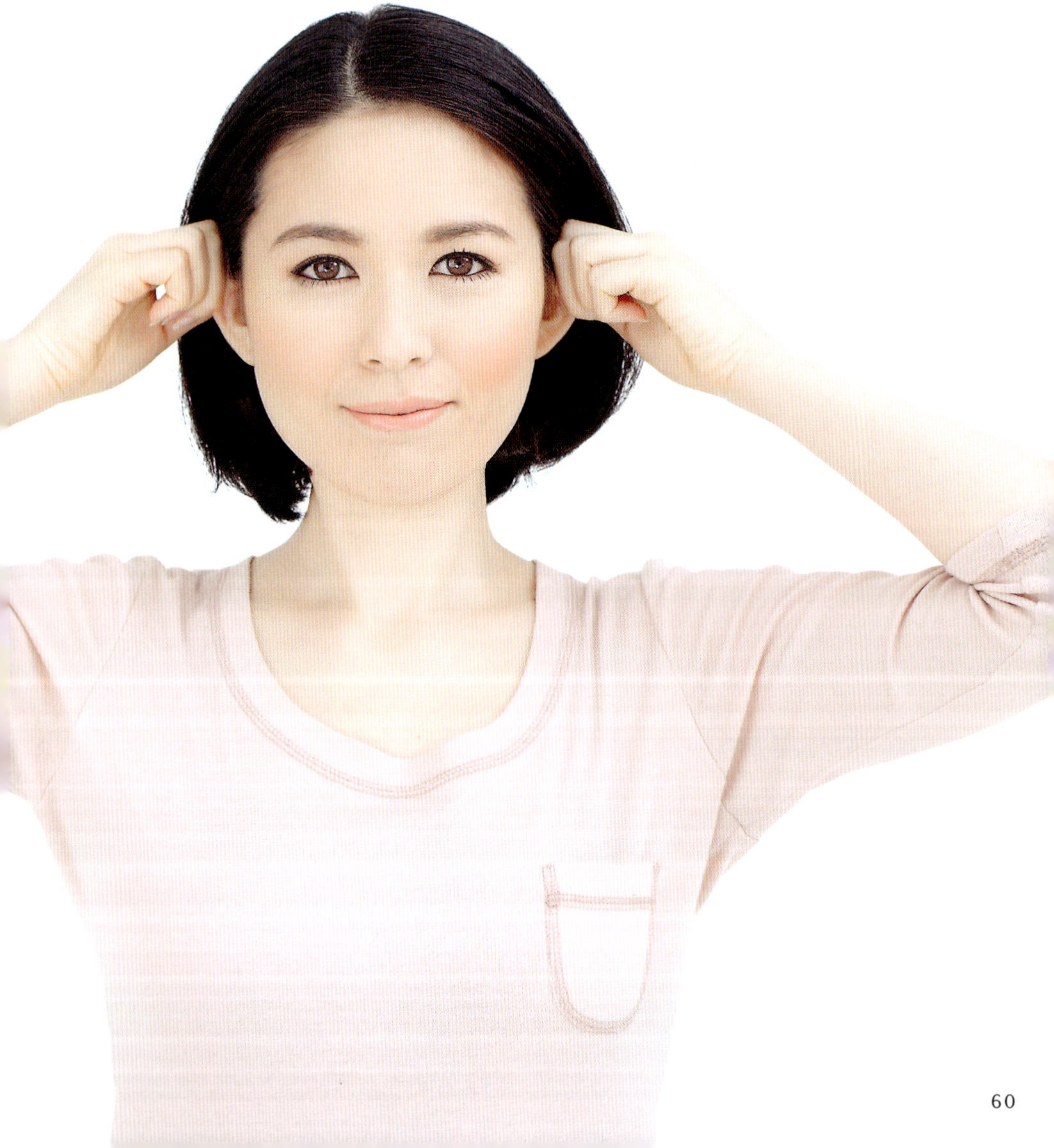

4

美しさを引き出す“4日生理”であなたも“月経美人”

この章から「生理のケア」を行っていきましょう。
すると生理が“最高の美容法”になっていきます。
本来、生理は気持ちいいもの。
女性に生まれたことに感謝できる
このリラックス＆デトックスのチャンスを
最大限に活用しましょう。

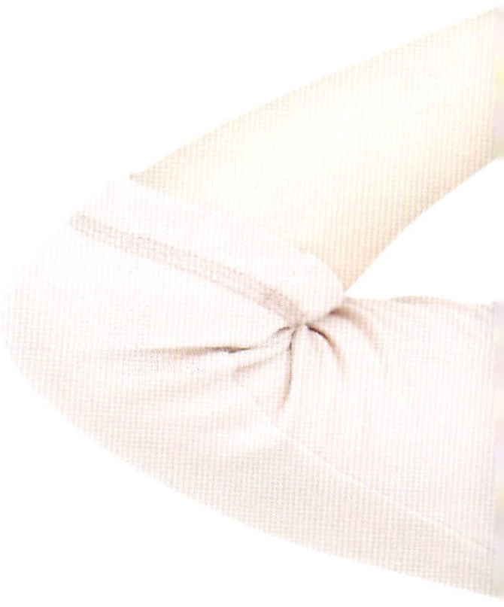

女性の体は骨盤を中心に動いている!?

01

女性の体にとって骨盤は大きなポイント。いい体かどうかは生理でわかり、また生理によっていい体にもなれるのです。

ここまでのページでもお話してきたように、女性の体は、生理をものさしとしてととのえていくといいのです。

生理という視点から、体の〝声〟をキャッチした時、例えば、生理前に食欲がわくのは、ある意味自然です。でも、生理後に食欲がわくのは自然ではありません。第3章の「リラックス整体」で体がととのうと、自然に沿った食欲になるとともに、〝4日生理〟に近づいていきます。

この章では、さらに積極的に生理を活用し、生理を通して健康と美しさを手に入れるコツを紹介しましょう。生理のデトックスをうまく行うと、体が快調になります。そして、結果として女性ホルモンのバランスがよくなり、肌が美しくなり、プロポーションも変わります。さまざまな症状も消えていきます。こんなにいろいろな恵みをもたらしてくれる生理と「上手につき合わない手はない！」。そう、思いませんか？

　本来、生理は心地よいものであり、美しくなるための大きなチャンスでもあることを、ぜひ体感していただきたく願っています。

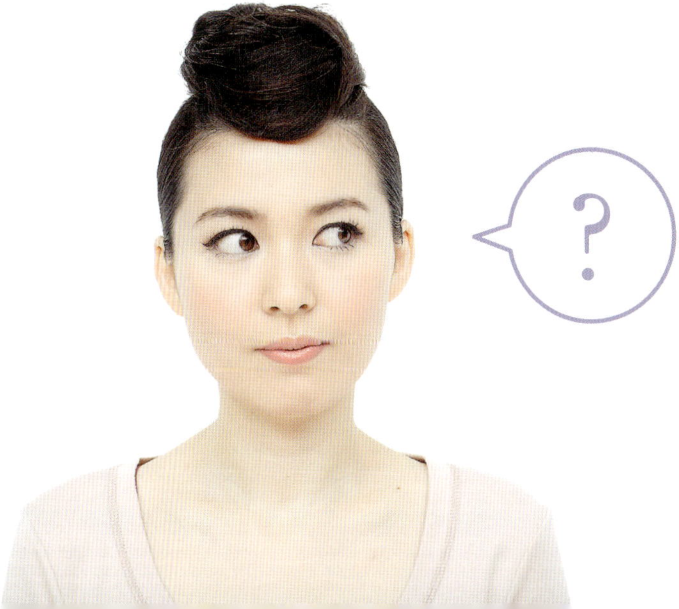

生理前のセルフケア

02

スムーズに生理が始まるよう、生理前から体をととのえていきましょう。女性ホルモンのバランスが生理のケアでととのうように、前もって「準備」をすると自然な「結果」が訪れるのです。

生理前のケアでは骨盤が開く動きをサポートしていきます。

スムーズな生理のためには、首、手首、足首という3つの〝首〟がポイントです。首は甲状腺ホルモンと耳下腺、手首は子宮、足首は卵巣と連動しているからです。これらがよく動くようにととのえると、骨盤の動きがスムーズになり、女性ホルモンの分泌も活発になるのです。

生理が4日で終わらない場合は、排泄が滞っています。その理由のほとんどすべてが目の疲れ。特にパソコンや携帯メールは目と頭、指の3つを同時に使うため、女性ホルモンの順調な分泌の最大の敵です。生理前からスケジュールを意識して、使用を加減しておきましょう。

生理前にイライラしたり、情緒不安定になったりする人は、これらのケアを行うとラクになります。ケアの気持ちよさを味わいながら、快適な生理を迎えましょう！

生理前 1

足首・手首回し

子宮と卵巣に関係している手首と足首の動きが固い場合は、生理が順調に進みにくくなっています。まずはこれらをほぐしていきましょう。

1

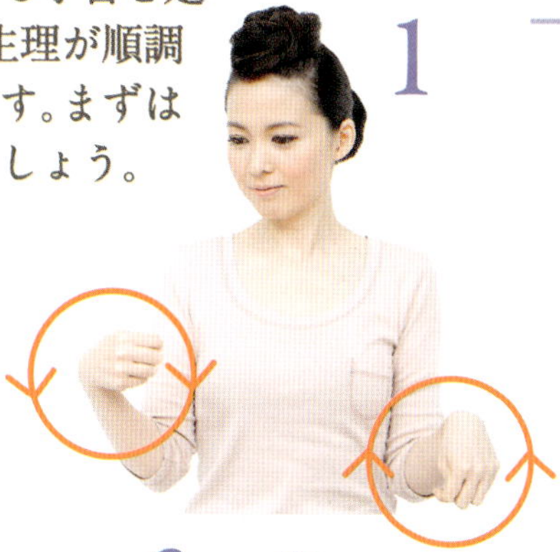

2

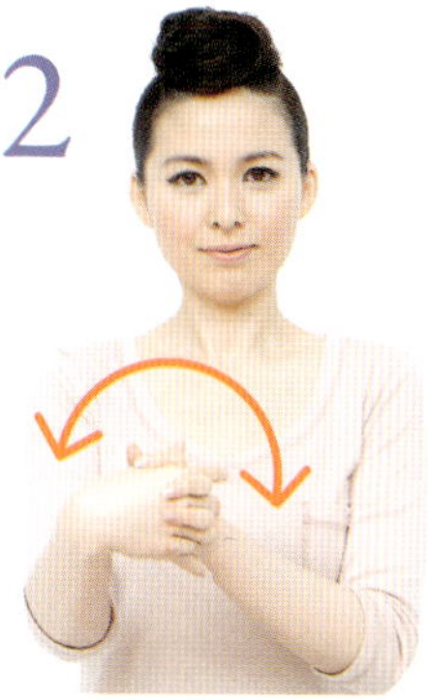

3

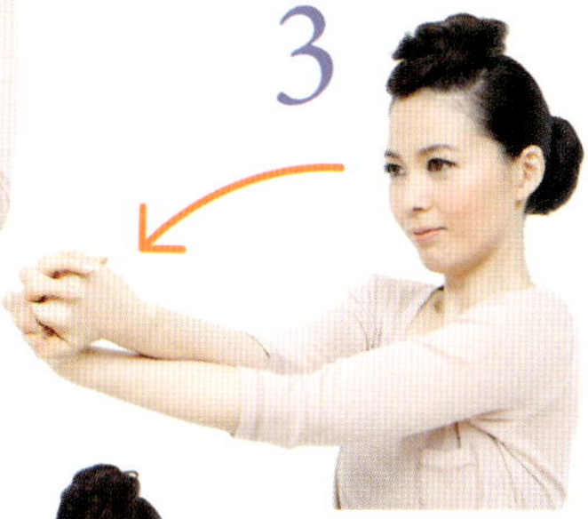

手首を回し
刺激する

軽く握ったこぶしを大きく回した後、指を組んで手首を交互に動かします。次に腕を伸ばして交差させ、指を組んでから、こぶしを手前に引いて手を返し、ヒジを伸ばします。

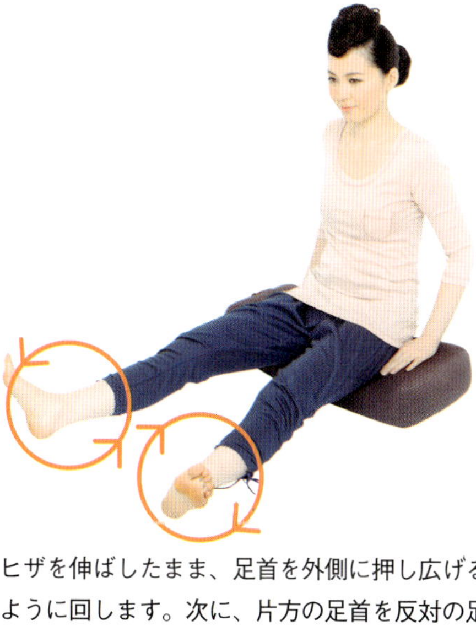

足首を
大きく回す

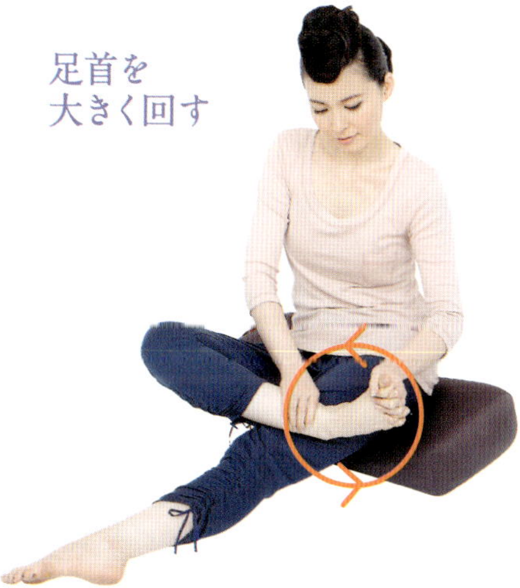

ヒザを伸ばしたまま、足首を外側に押し広げるように回します。次に、片方の足首を反対の足のヒザあたりに置き、手と足の指を組みます。もう片方の手でアキレス腱あたりを固定し、足首を外側に回します。大きく丁寧に、各4〜6回行いましょう。

生理前 2

蝶々の体操

ふわっとラクに行えば行うほど、股関節が緩んでいきます。あくびや涙が出たら、骨盤が緩んできたサインです。

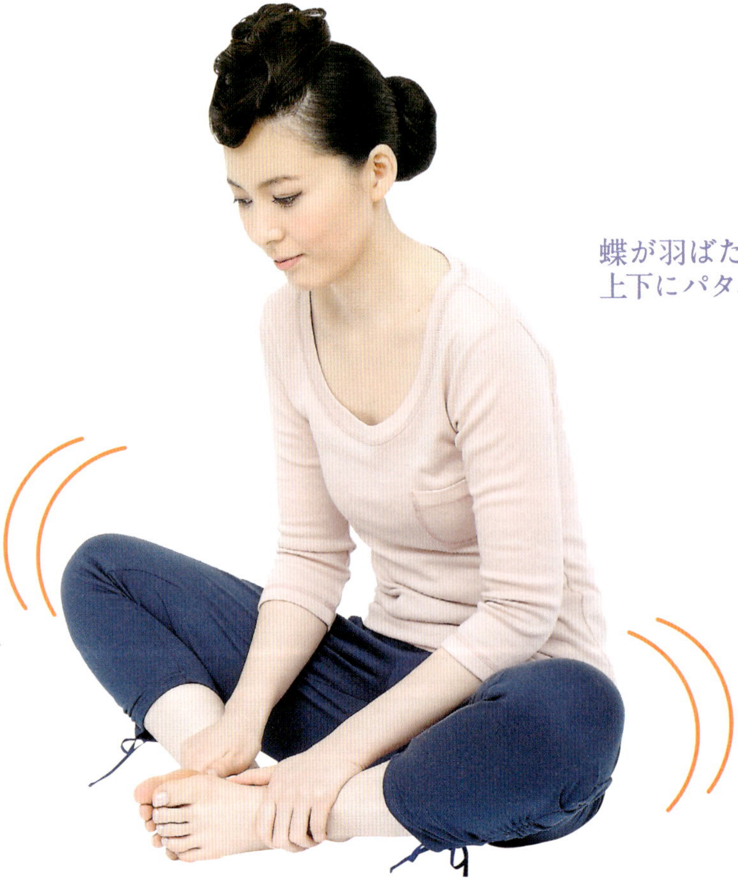

蝶が羽ばたくように
上下にパタパタ

足の裏を合わせて座り、首や上半身の力を抜いて、ヒザを床方向に小さくバウンドさせます。何時間でも行えるぐらい、軽くラクに行いましょう。

point

できるだけ力を抜くと、緩んであくびが出やすくなります。

股関節の体操

股関節の固いほうを緩めることで、骨盤を動きやすくする体操です。股関節を基点に、足をゆっくり大きく回します。足の血行がよくなり、つりや冷えにも効果があります。

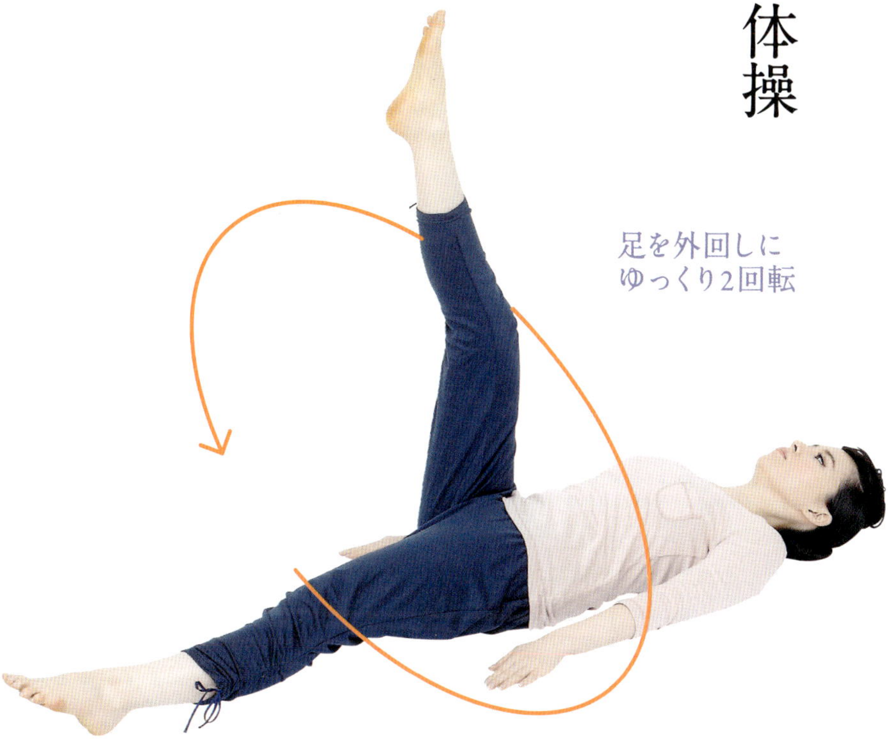

仰向けになり、ヒザを曲げて足裏を合わせ、ヒザが床に着きにくい側の足を調べます。次に“腰幅”に足を開き、着きにくい側の足をまっすぐ伸ばしたまま外回しにゆっくりと、できるだけ大きく2回転させます。足を下ろした時、かかとが床に着かないようにスレスレの位置に保ち、2回目に“腰幅”に戻した時にストンと脱力します。

point

ヒザを伸ばし、できるだけ大きく回転。最後は一度に脱力。

生理前 4

目の3点セット／腕の3点セット

目の緊張は、快適な生理にとって最大の敵！目や腕のケアをするだけで、体のしなやかさが、驚くほどよみがえります。

目のケア 3点セットを行う

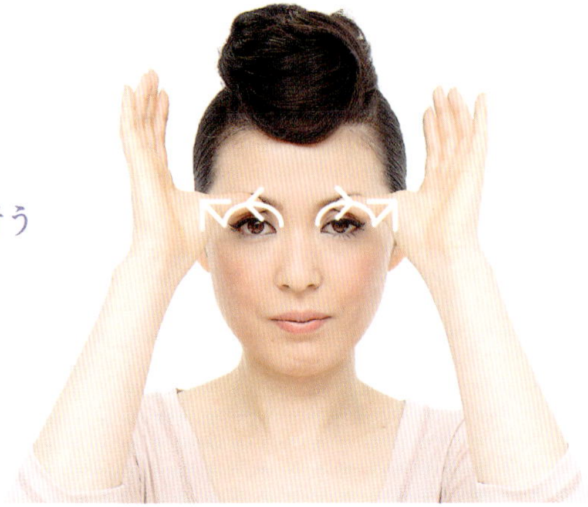

P49で紹介した、目の疲れを癒す「目の3点セット」を行います。これは目尻のシワ（カラスの足跡）を消す、オリジナルの「整顔術」でもあります。

詳しくは
→P49

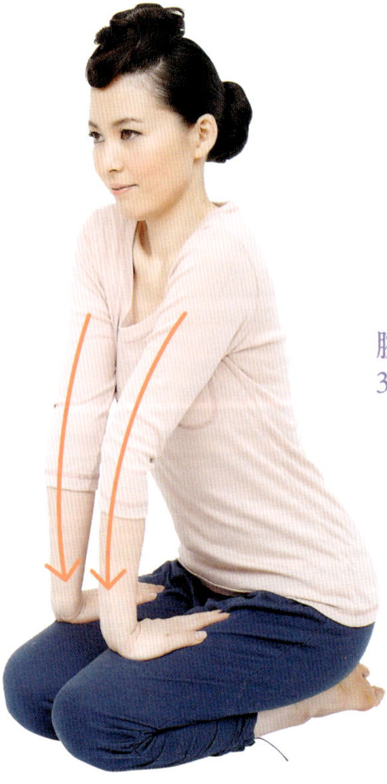

腕を伸ばす 3点セットを行う

P44で紹介した「腕の3点セット」を行い、腕と首の緊張を緩めます。

詳しくは
→P44

生理前 5

重要！首の温湿布

生理の7〜10日前になると後頭部が開いていきます。目や指の疲労でもともと首が固い場合は、プロゲステロン（黄体ホルモン）の影響で余計に首が固くなってしまいます。蒸しタオルで緩めましょう。

首の真ん中の左右の違いを確認

首の真ん中の左右を片方ずつ触り、固さや痛みがないかなどをチェック。固いところに蒸しタオルを約8分当てます。左右とも固い場合は、両側を同時に温めます。首が固い人は生理前にイライラしやすいですが、これによってPMS（月経前症候群）症状の大半が改善され、自然な生理が訪れます。

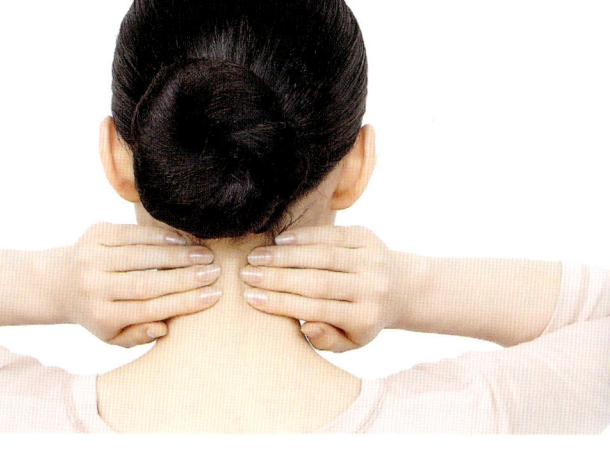

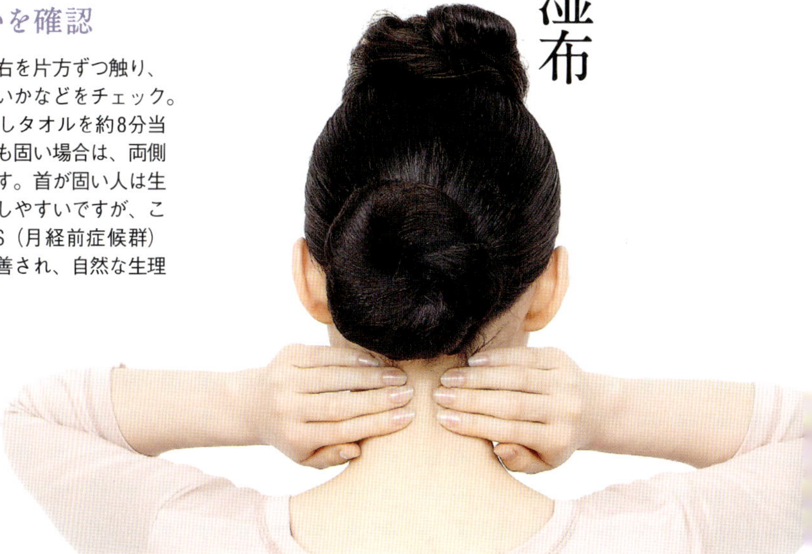

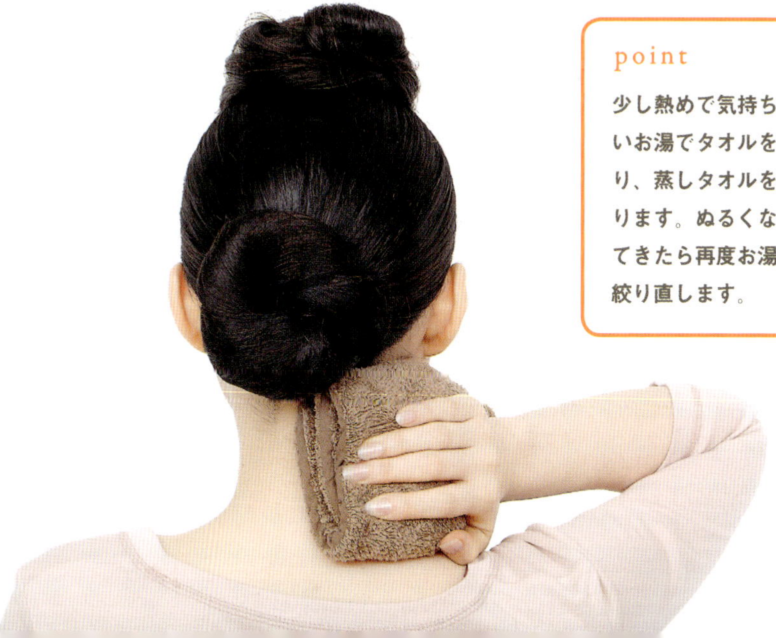

point

少し熱めで気持ちいいお湯でタオルを絞り、蒸しタオルを作ります。ぬるくなってきたら再度お湯で絞り直します。

生理前 6

バストへの手当て

生理前、首の変化に続いて胸が張ってきます。手当てで乳腺を緩めることで、胸腺ホルモンの分泌を促し、肩甲骨の緩みを通して、自然な骨盤の開きを誘導することができます。

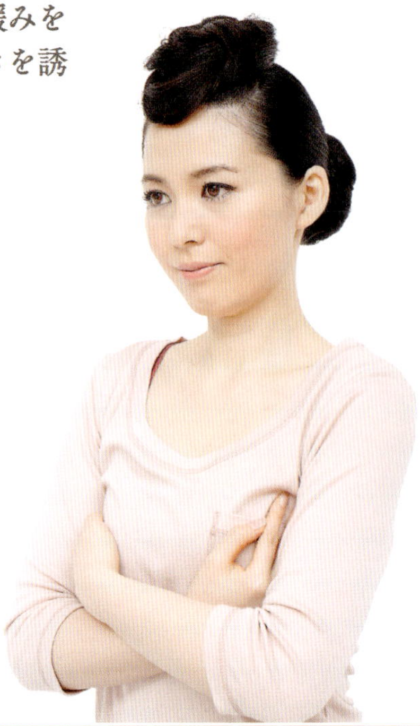

胸の外側に手を当てる

交差した手をそれぞれバストのやや外側に当て、中央に軽く寄せるように手当て(愉氣)をします。固さや違和感があれば、特にそこに手を当てるようにしましょう。

point

固さや違和感が消え、手がなじんだ感覚になるまで行います。

column 4

風邪の効用

自然に風邪を経過させると、生理と同様にホルモンの分泌がととのい、見違えるように美しくなることができます。オススメの風邪のケアは「体を冷やさない」「毎日の足湯」「目を休める」「汗をよく拭く」「生水を多めに摂る」、平熱より2～2.5度以上高くなった時の「後頭部の温湿布」です。そして最も大切なのは、一度「平熱以下」になった時の安静です。また、ガンや脳いっ血になる人は、その前の数年間、風邪をひかないことが多いといわれます。風邪はその症状によって身心をととのえてさっぱりとし、さまざまな隠れた症状を解消する役割をしているのです。つまり風邪は「自然の整体法」なのです。風邪をひいたら「チャンス！」と思い、自然に経過させて、美しさと健康を手に入れて下さい。

生理前 7

鼻柱を温める

鼻の温湿布

鼻柱が冷たく額が熱い時は、首が緊張して頭に氣が上っている証拠。また生理直前には骨盤が開き始め、重心が足の小指側に移ります。骨盤と連動している小鼻も張るので、そこにも手当てを。

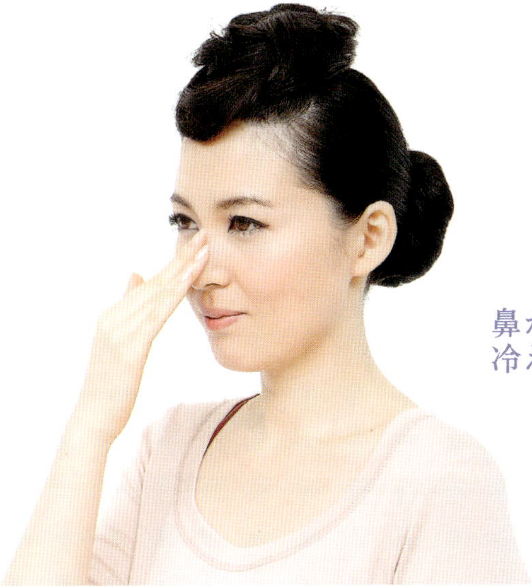

鼻が
冷えていないか確認

熱くて気持ちいい
蒸しタオルを
鼻柱に当てる

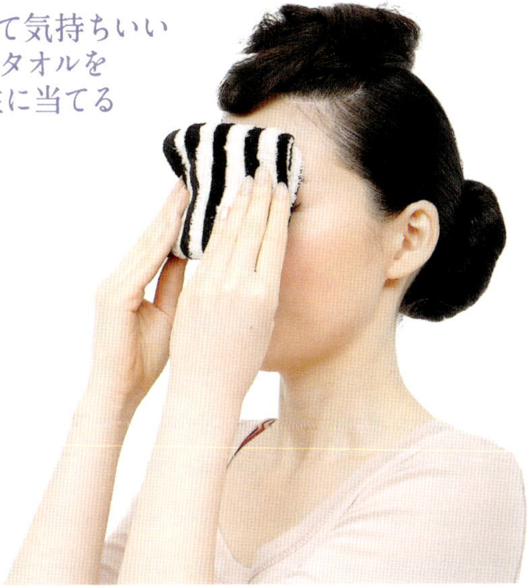

鼻柱を触り、冷えていないかをチェックします。冷えていたら、熱さが気持ちのいい温度の蒸しタオルで約6分間温め、ぬるくなったら絞り直します。写真のように目と一緒に温めても0K。鼻は卵巣とも深い関係にあるので、鼻を温めるのは卵巣のケアにもなります。

point

同じタオルを絞り直す時間と、ぬるくなっていく温度差が効果を引き出します。

生理中のセルフケア

03

いよいよ生理！　骨盤の動きに合わせて自然なケアをしていきましょう。生理による全身のデトックスで、何よりあなたの美しさを引き出し、元気を取り戻すことができます。

生理の時は、２日目に骨盤が最大限に開き、３日目に骨盤が下がり、その反動で４日目に閉まって上がります。２日目に出血量が多いのは骨盤が開くためです。この骨盤の動きと生理の関係で大事なポイントは、２日目に十分に骨盤が開くことです。うまく２日目を経過すれば、３日目には骨盤が落ち、その反動で４日目もスムーズに閉じるため、３〜４日目の出血は少量になります。

２日目に歯が痛くなったり、便が緩くなったり、性欲があったりする時は、骨盤が開きにくくなっている場合です。

３日目に性欲や盗み癖（ものを盗みたい衝動）、イライラなどが起こる時は、骨盤が下がりにくい場合。どちらも目や指、頭の疲労により、頭や首の緊張が残っています。ダラダラと出血が続き、４日で生理が終わらないこともあるのではないでしょうか。

生理は〝魔法の杖〟です。肩コリ、肥満、神経痛、耳や鼻の異常など体の症状だけでなく、ストレスや恋愛関係、対人関係など心理的な問題も含めて、あらゆる症状が順調な生理を通して改善していきます。

生理中 1

足湯／目の温湿布

足湯を行うことでスムーズに骨盤が緩んでいきます。また、目の温湿布を行うと、目だけでなく頭も緩み、その結果、自然な生理の経過が導かれます。

1〜2日目

足湯をする

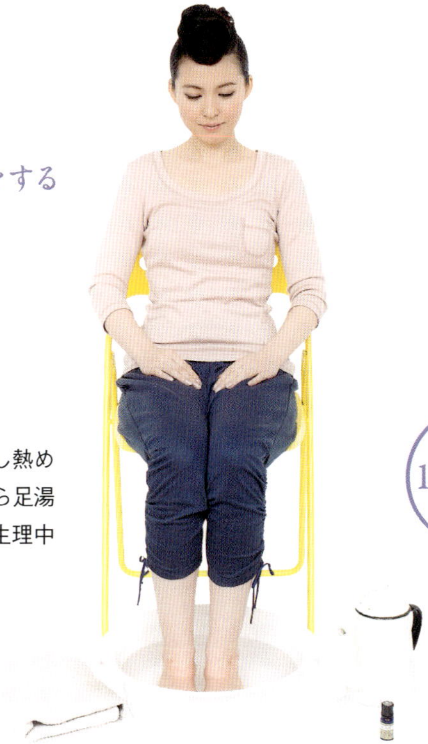

詳しくは
→P59

P59で紹介したように、少し熱めのお湯で、差し湯をしながら足湯をします。1日何回でも、生理中は毎日行なってもOKです。

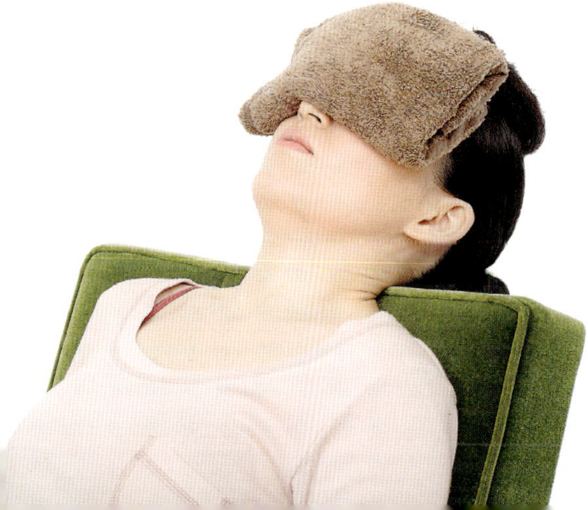

目の温湿布

少し熱めで気持ちがいいお湯をタオルに浸して絞り、まぶたの上にのせます。仰向けになったり、イスの背もたれなどに頭をのせて、首の力を抜き、ぬるくなったらタオルをもう一度お湯で絞り直して10分間行います。

生理中 2

アキレス腱の手当て／温湿布

3日目

目や頭の緊張が残っていると、3日目に骨盤がうまく下がりません。そんな時、アキレス腱を緩めると全身が緩んでいきます。生理以外で頭が緊張している時にもオススメです。

アキレス腱の手当て

どちらのアキレス腱が固いかをチェックします。左右差がなければ両方、あれば固いほうのアキレス腱を手のひらで包み、手当て（愉氣）をします。固さが緩み、なじんだ感覚がするまで行いましょう。

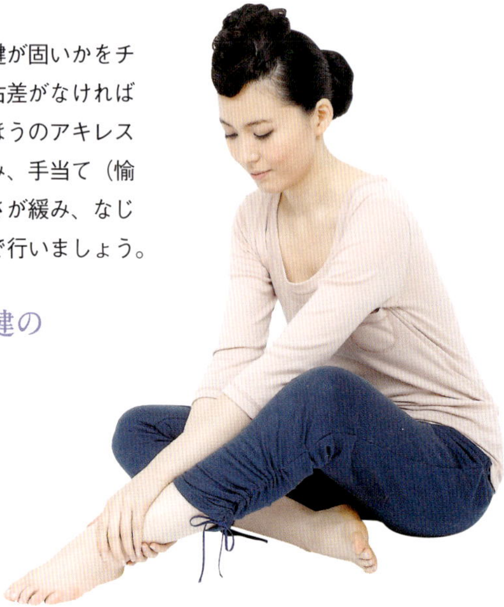

アキレス腱の温湿布

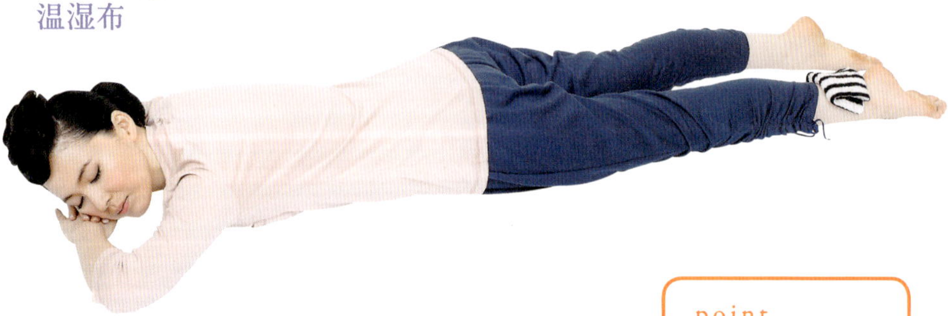

時間があれば温湿布も行うと効果的。固い側がはっきりしている場合はそちらだけに、左右差がなければ両側に、8分間行います。

point

手当てや温湿布は、目を休めポカンとしながら行いましょう。

生理中にしてはいけないこと

04

生理中はとても刺激に敏感。自然な生理の流れを止めないためのポイントをしっかり押さえましょう。

何より大切なのは、生理中は目や頭、指を休める期間にすること。特に2〜3日目のパソコンや携帯メール、テレビは厳禁。どうしても使わざるを得ない時は、目の3点セットや温湿布などのケアを忘れずに。女性ホルモンの分泌を活発にする最大のコツです。

美容院に行かないこと、洗髪やブラッシングなどをなるべくしないことも大切。生理中、頭皮や頭骨に刺激を与えると骨盤がねじれることがあるのです。洗髪するとしても優しく手早く洗い、すぐに乾かします。パーマは骨盤を開かせすぎるため、特に避けましょう。

歯の治療もＮＧ。歯と首は直接関係しているため、首がねじれて固定され、生理に影響するだけでなく、頭痛や肩コリ、セキなどの症状を残すことがあります。

性行為も慎みましょう。排泄の生理的な欲求と性欲を混同してしまう場合もあります。

体を冷やすこと、心理的な緊張もできるだけ避けます。生理中に十分に体や心を休め、緩めると、体がととのって、ホルモンバランスが改善されるのです。

05

生理直後のセルフケア

生理の経過が順調だと、4日目から骨盤が上がり閉まっていきます。その動きをサポートするケアを行いましょう。

生理が終わったら、まず行ってほしいのは、卵巣行氣法（左ページ参照）です。生理で最も大切なのは、完全に排泄すること。排泄が不完全だと、卵巣膿腫や子宮筋腫といった臓器の異常が起こるだけでなく、冷え症、手足のしびれ、顔のほてり、腰痛、神経痛などさまざまな症状の原因になります。

排泄が不完全だった場合は、卵巣行氣法を行うと、6時間～2日後にもう一度出血があります。それによって排泄が完全に行われ、子宮がクリーニングされます。すると次の生理が順調になっていくのです。生理のたびにこれを行い、3～6カ月続けると、経血が残らずに完全に排泄できる体になり、体が引き締まってきます。デトックスの完了は、大きな美容効果を得る秘訣です。

また、生理4日目ごろから急に食欲が増す人がいます。それは残血がある影響である場合がほとんどです。本来、生理後は食欲がわかないのです。このような場合も卵巣行氣法を行うことで改善されていきます。

生理後 1

卵巣に氣を集める

卵巣行氣法

排泄を促す心地よいケア方法。生理痛や生理不順にも効果があります。出血が終わったら行い、また排泄があれば再度行います。

卵巣に優しく手を当て、固さや温度を感じます。左右の感覚がそろうように足の角度を調整し、卵巣で呼吸をするつもりになります。氣が通って左右差がなくなり、ポッポッと温まるまで行います。

卵巣で呼吸をするつもりに

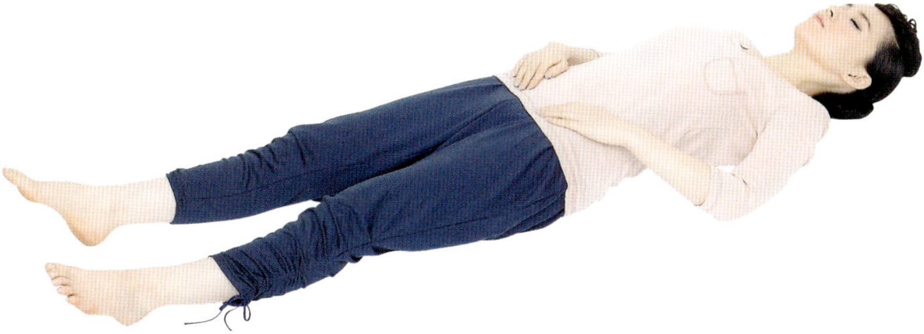

column 5

卵巣の見つけ方

恥骨の角に両手を当て、約5cm、斜め左右に手を引いた位置が卵巣のあるところ。左右の骨盤の上の縁から指4本分ぐらい下に当たります。その中に温かいマシュマロのようなものを感じたら、それが卵巣です。わかりづらい側は、卵巣の働きが鈍っていることがあります。

生理後 2

スローモーション体操

骨盤を引き締める体操です。生理がダラダラ続く人、周期の長い人、ダイエットをしたい人、妊娠したい人、無排卵の人にオススメ。特に「今回の生理はよく身心が緩んだ！」と感じた時に、生理終了翌日から数日間行います。生理が順調な場合は行わなくてOKです。

1 爪先を開いて立ち 腰を落としヒザを開く

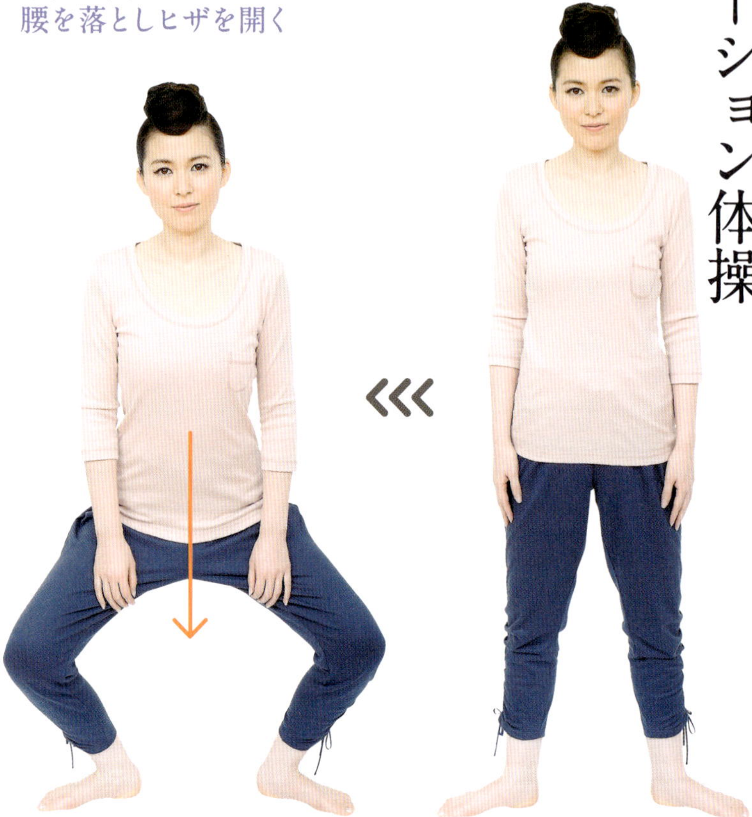

腰幅に足を開いて立ち、爪先をできるだけ外側に開きます。上半身は真っすぐのまま、ヒザを開いて体を沈めていきます。45秒ほどかけて太モモが床と平行になるまで下ろし、45秒かけてゆっくり上げていきます。

point

上半身が前に倒れないように注意して行いましょう。

point

途中でヒザ同士が着いてもそのままキープ。骨盤中央（仙椎）に緊張が集まるように。

2

爪先を内側に向け腰を落としてヒザをつける

足を腰幅に開いて立ち、爪先をできるだけ内側に向けます。ゆっくり45秒かけて上半身を落とします。また45秒かけて元の姿勢に戻ります。重心は親指側に。

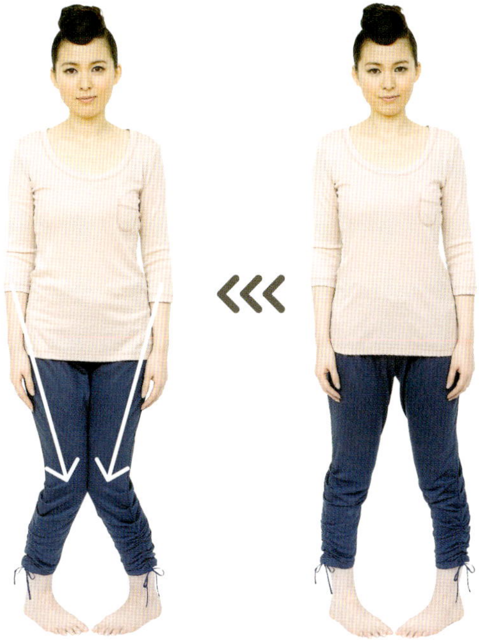

point

できるだけ上半身の力を抜きつつ、体全体を前に倒します。

3

そのまま体を前に倒す

2が終わった姿勢から、そのまま少し前のめりになるよう全身をゆっくり45秒かけて倒します。重心は親指側に。倒れるギリギリのところまでいったら、45秒かけて戻します。

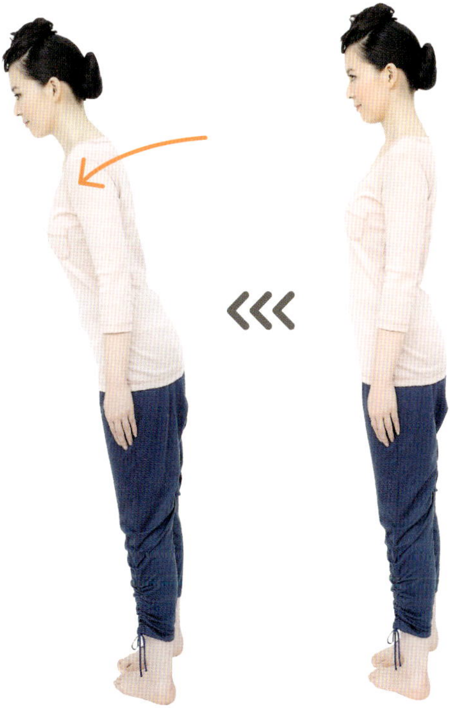

生理後 3

上がらない足を上げる

産褥《さんじょく》体操

骨盤を閉じ、生理や出産後の骨盤や子宮を正常時に戻す体操です。生理痛のある人や、出産後にオススメ。産後の骨盤の歪みを改善し、太るのを防ぐこともできます。

注意

スローモーション体操よりも強力です。併用はしないこと。

固めの段差の上で足を上げようとする

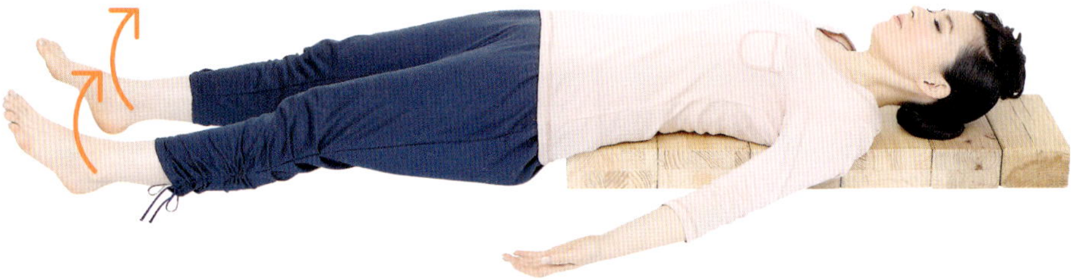

腰の下にヨガブロックや厚めの本などを置き、その角が仙椎2番（骨盤の中央）に当たるように仰向けになります。足は腰幅に開いて全身の力を抜き、上がらない足を上げようとして、自然呼吸で60秒、力を入れ続けます。左右の足に均等に力を入れ、途中で力を抜かないように。最後は息を吐き切った時に脱力します。

NG

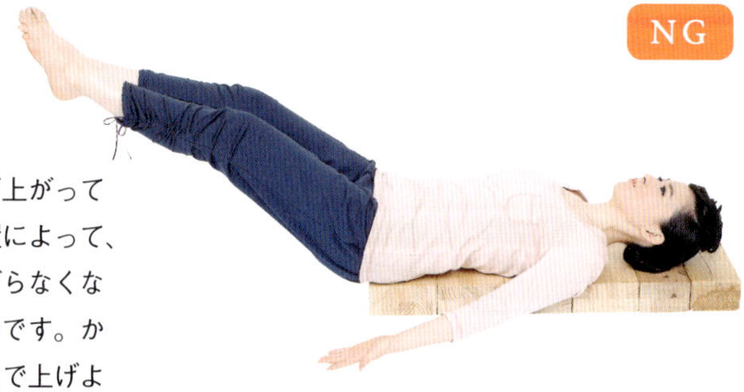

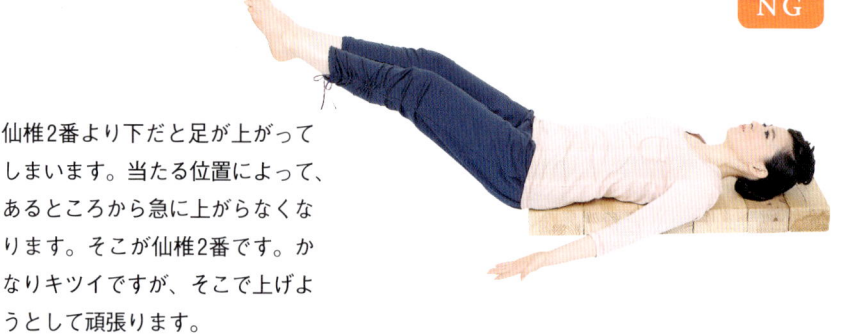

仙椎2番より下だと足が上がってしまいます。当たる位置によって、あるところから急に上がらなくなります。そこが仙椎2番です。かなりキツイですが、そこで上げようとして頑張ります。

生理後 4

足裏を合わせて呼吸をする

合蹠《がっせき》行氣法

**骨盤の開閉力を高め、排泄力もアップ！
生理の最中から直後まで毎日行ってOK。**

仰向けになって足裏を合わせます。少し腰に力が入る位置が定まったら、足裏で呼吸をするようなつもりで氣を集めます。温かくなったり、気が通ったら0K。腰が緩んできたら、少し力が集まるよう足の位置を手前にズラし3回行います。手は下腹に当てましょう。

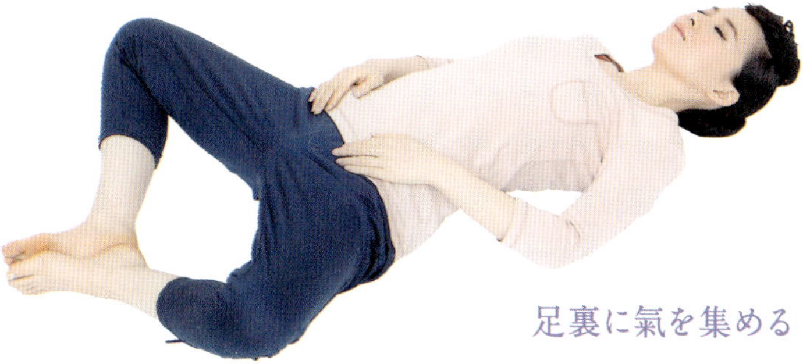

足裏に氣を集める

column 6

体への語りかけ

例えば今度お酒を飲む時、肝臓に手を当て「よろしくね」、飲んだ後は「ありがとう」といってみて下さい。いつもよりお酒が残りにくいはず！　常にバランスを取りながら健気に働いている「体」は、実は潜在意識の現れ。けれど私達はその“声”を無視し、頭（顕在意識）ですべてをコントロールしようとしがちです。「胎児への語りかけとまったく同じ」で、いい聞かせたり命令したりするのではなく、まず気持ちを向けた（愉氣）後で「今から○○をします」「いつも働いてくれてありがとう」など、優しい気持ちで語りかけると、意識と潜在意識の流通がよくなっていきます。「幸せな体」を育み、内側からキレイになれる、強力な方法です。

06

排卵中のセルフケア

生理がきちんと経過し、きれいな子宮になると
排卵が順調になります。ここでは＋αとして
骨盤の閉まりをサポートする方法をご紹介。

骨盤の開く力と閉まる力は、同じ一つの力。女性の骨盤は、緩んで開くことができることと、引き締まって閉じることができるのです。骨盤は生理2日目に最も開き、排卵日に最も閉まります。生理の時に開けるからこそ、排卵日に引き締まって閉じられるのです。排卵のためにこそ、生理前〜生理中のケアが大事なポイントになっているのです。キレイな子宮を〝準備〟しておくと、自然な排卵が訪れます。

さて、排卵日の女性の体は、孵卵《ふらん》器のような働きをする特殊な時期といえます。本来は、生理の時期よりも排卵期のほうが体にも心にも変動が多く、消耗します。

排卵日には骨盤が閉まるため、腰に力が集まります。そのため骨盤や腰がねじれている人は、腰痛や下腹部痛が起きることもあります。

また、排卵期は妊娠しやすい時期でもあります。女性は骨盤が緊張すると誰かに甘えたくなる性質を持っているなど、骨盤の開閉は妊娠にもとても関係深いのです。

このように、いつもとは違う身心の変化に敏感になっていくと、排卵日の訪れにも気づきやすくなります。

足首を内回しに

この時期には、骨盤が最大限に閉まる動きをサポートする体操をしましょう。生理前とは逆に、足首を"内回し"にすることで、骨盤がより閉まっていきます。

少し足を開いて座り、できる限り大きく、爪先を内側に回します。4〜6回回しましょう。

詳しくは
←P65

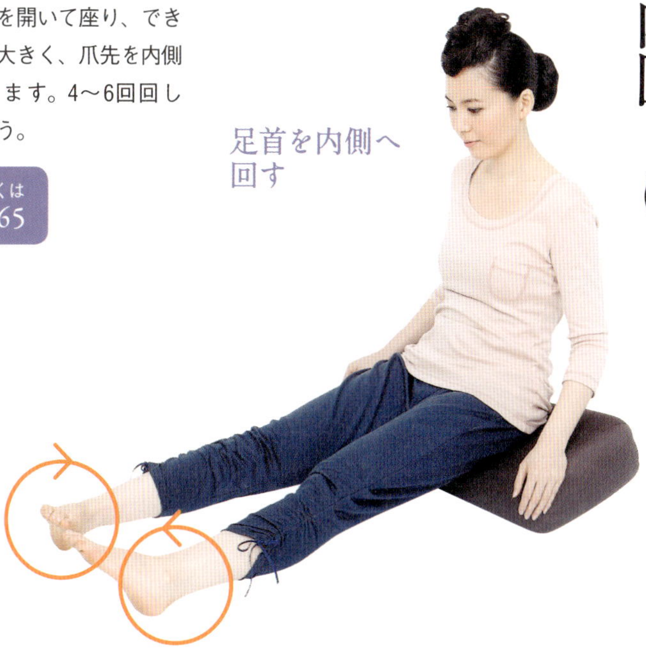

column 7

排卵日の見つけ方

多くの場合、次の生理が始まる14日前が排卵日。その1〜2日前には、ノドの腫れをはじめおりもの、腰痛、大小便の変化など、人によってさまざまな変化があります。基礎体温を測っている人もたくさんいると思いますが、実は最低体温日が排卵日であることは少ないのです。現れる症状は人によってさまざまですが、体の感覚で覚えたほうが確実なのです。

今ツライ生理の症状から解放されるセルフケア

07

生理にまつわる不快症状に悩んでいる人にオススメの症状別セルフケアを紹介します。症状の原因が改善されると痛む必要もなくなります。

前章でお話したように、あらゆる症状は、すべて〝体を治そうとして〟現れるもの。実は、症状自体が体を改善する「自然の整体法」なのです。自然治癒力があるからこそ症状や病気を持つことができるのです。症状を持つことや症状が経過することを含め、自然治癒力（生命力）がしっかりと働く状態こそが〝健康〟なのです。

生理でいえば、例えば生理痛や生理過多、生理が頻繁な場合は、足首または股関節に問題があります。ですから症状を自然に経過させていくと、体がととのっていくのです。しかし、生理前や生理中のケアを通してそれらの原因が取り除かれ、生理がきちんと行われればすべて解消されます。

また、栄養を摂りすぎないことも大きなポイントです。過剰な栄養は生理過多の最大の原因であり、更年期にも影響を与えます。最近、子宮筋腫や子宮ガンなどの婦人科系の病気になる人が増えているのは、感覚でなく「知識」で食べている人が多くなっているためかもしれません。整体の観点からいえば、空腹時で食欲がある時のみ体の欲求によって食べていれば、更年期におけるさまざま

生理痛 1

下腹部を温める

生理痛の応急手当としては、まず下腹部を温めましょう。和がらしやショウガの体を温める成分もサポートしてくれます。

外側から子宮を温める
温湿布などが効果的

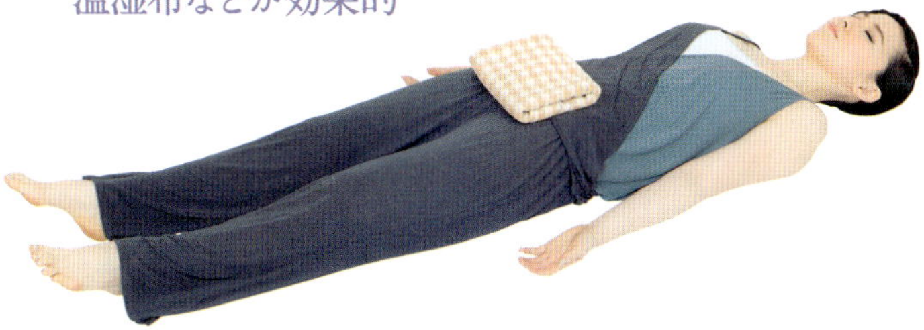

和がらし、またはおろしショウガを入れた熱湯にタオルを浸してから絞り、下腹部に直接当てます。写真のように服の上から当てたり、服の上から使い捨てカイロを利用してもいいですが、効果は落ちます。また、湯船やタライなどで腰まで浸かる腰湯も効果的。おへその下までお湯に浸かる半身浴も、応急手当として有効です。

な症状に悩むこともほとんどなくなるのです。

整体における「更年期」というのは、女性ホルモンの働きが不活発になった時を指します。多くの場合、43~46歳です（個人差があるので、50歳をすぎる場合もあります）。ですから、そのころに生理が終わるのが理想。これはいつまでも若さを保つ秘訣です。女性の更年期は一生のうちで体が一番弱くなる時期なので、それまで潜伏していた異常がさまざまな症状として現れやすくなります。減食して栄養を落とせば、女性にとっての大きな節目がスムーズに経過します。ぜひ30代までに〝空腹の快感〟を開拓して下さい。

生理痛 2

仙椎への手当て

骨盤の中央にある仙椎は、女性にとって最大の急処。ここの可動性を高めることが、生理痛だけではなく女性ホルモンにとって最も重要なポイントです。

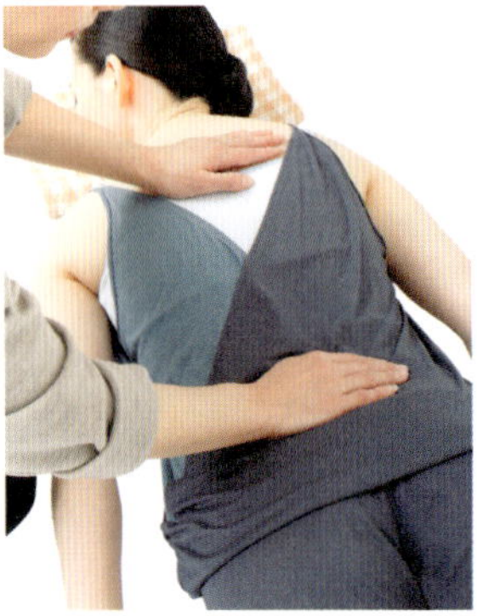

どの手当ても2人組だとより有効です。相手の左側に座り、肩甲骨の間あたりと仙椎にふんわりと手を当て、手のひらに意識を集め、その感覚を味わいます。「よくなってほしい」といった心配は脇に置き、ゆったりとした優しい気持ちで行います。※お互いに行い合うと効果は絶大です。

優しく両手で
包んで氣を集める

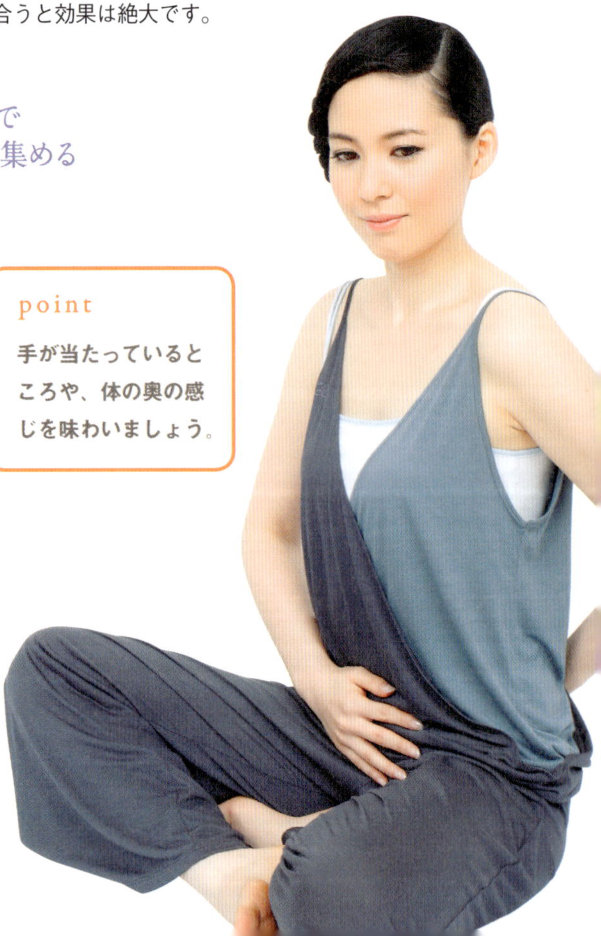

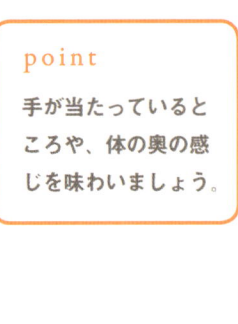

back

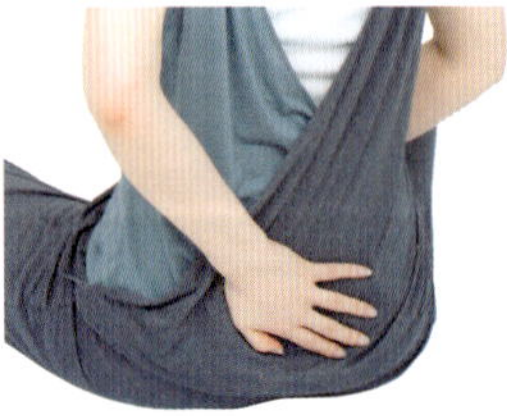

片手を下腹部に、もう片手を仙椎（骨盤の真ん中部分）に当て、両手で包むようにし、氣を集めます。仙椎への手当ては無排卵などの婦人科系のさまざまな症状や冷え症にも大変効果があります。

point

手が当たっているところや、体の奥の感じを味わいましょう。

生理痛体操

生理痛は、腰や股関節がねじれている人にしか起こりません。この体操を生理が終わった日にきちんと行うと、次の生理で痛むことがなくなります。

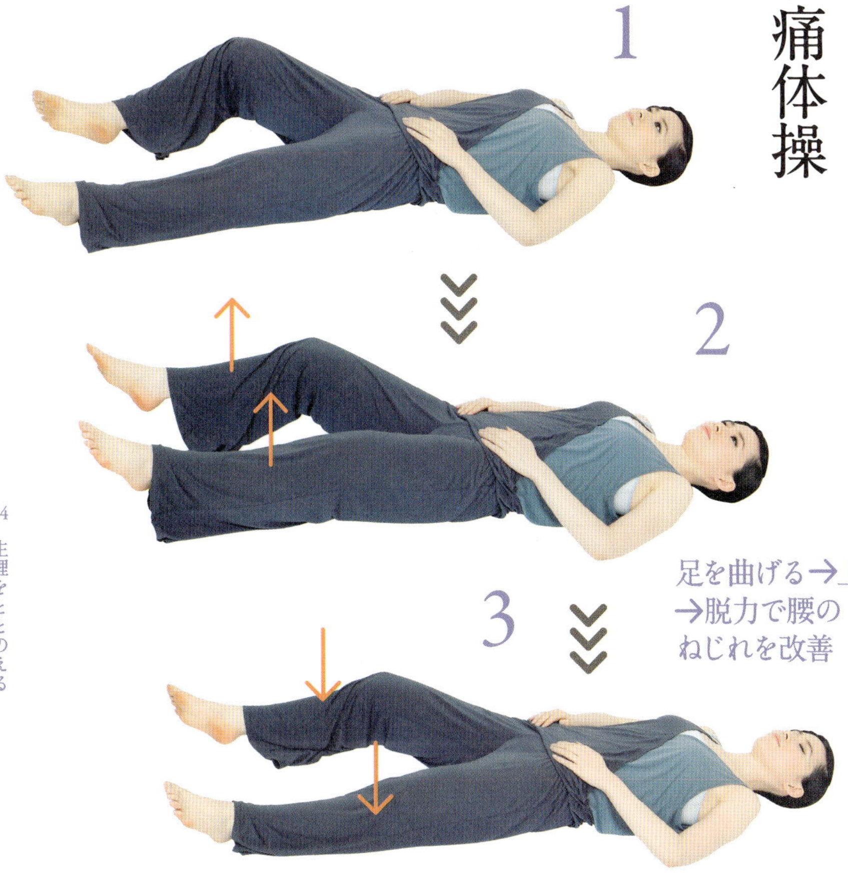

足を曲げる→上げ→脱力で腰のねじれを改善

1：仰向けになり、骨盤が開いている側の足を「く」の字に曲げて、開き具合を左右同じになるように調整します（骨盤を触って確認）。2：もう片方の足は内くるぶしが骨盤の外側になるように開き、息を吐きながら両足を少し持ち上げます。3：持ち上げた力がおへその真裏の腰部分に達した時、息を吐き切った瞬間にストンと足を落とします。呼吸が静かになるまでそのまま静止します。

point

両足を上げる時は、太モモの後ろが床から離れるように。

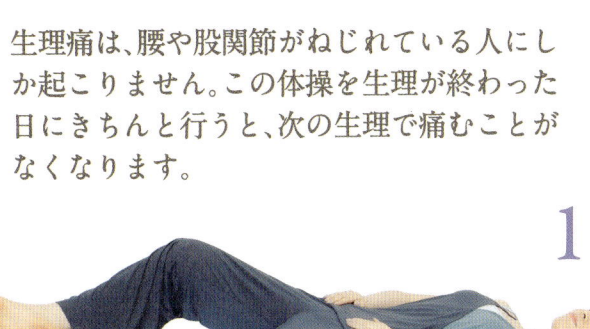

冷え／ノドの急処を押さえる

冷えの影響で腰がねじれ、生理痛になる場合もあります。また体がねじれると片側に重心がかかるため、ノドの急処が硬直しやすくなります。

指の間と土踏まずの一点を刺激する

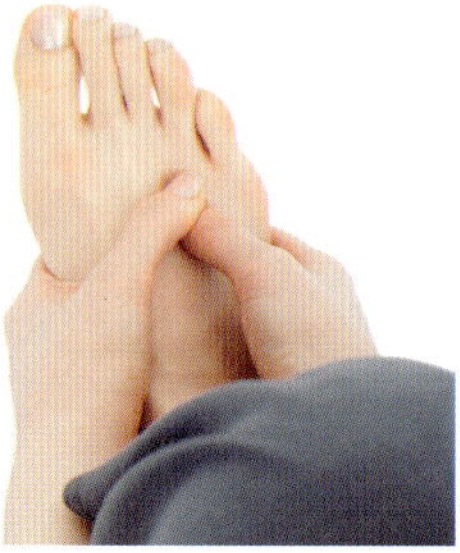

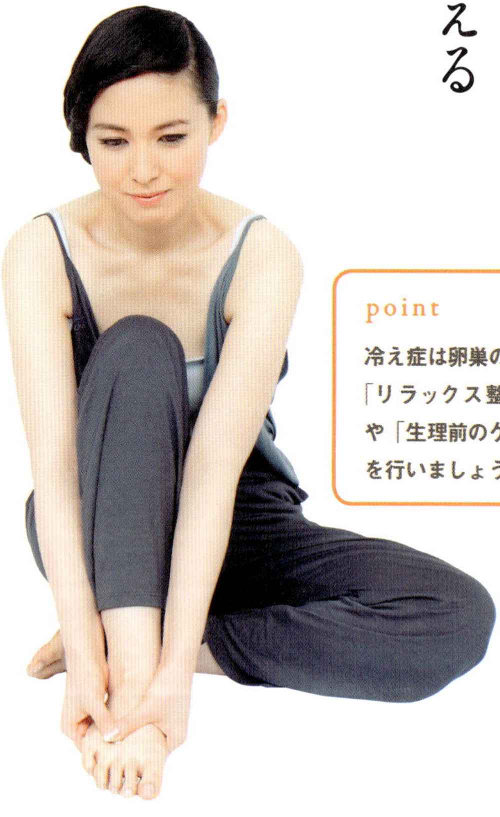

冷えの急処

冷えの影響があると足の中指と薬指の間が狭くなり、痛みがあるはずです。骨のつけ根を開くようにして押さえ、刺激します。冷え症の人は足の人さし指と中指の間も狭くなっているので、そこも押さえます。他の指の間も観察し、一番狭くなっているところや痛いところを開いていきます。

point

冷え症は卵巣の関係。「リラックス整体」や「生理前のケア」を行いましょう。

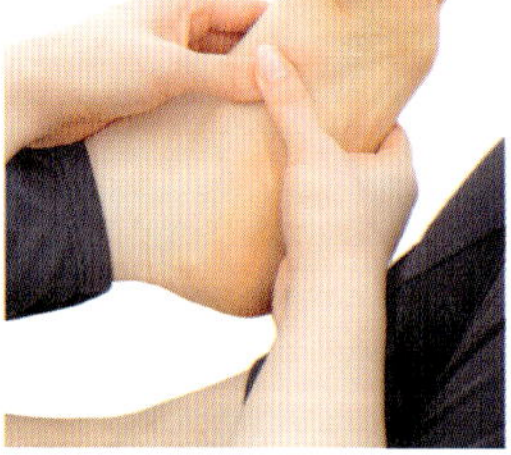

ノドの急処

足の土踏まずの親指側に、筋が硬くなっているところがあります。両足を触って、固い側だけ押さえましょう。約8秒ずつ3回行います。この後に足湯を行うと、さらに効果大。※なお、これらの場処は生理痛に限らず、いつでも使えます。

脇腹をつまむ～手当て（愉氣）

側腹つまみ

腰のねじれやこわばりがあると、必ず脇腹が硬くなります。それを改善する方法です。むくみなど、腎臓の働きや血圧の調整、更年期の症状にも効果があります。

左右の脇腹をつまみ、どちらが固いかをチェックします。

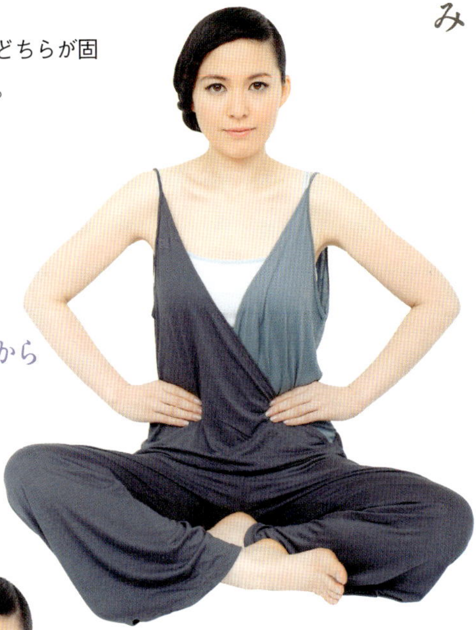

固いほうを緩めてから手を当てる

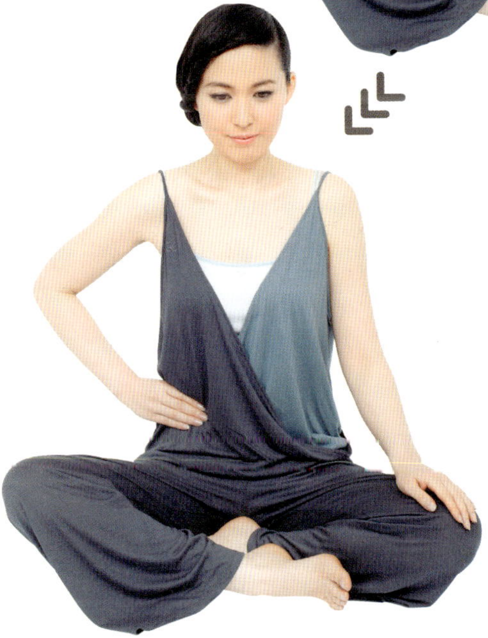

point

左右とも固くない場合は手当て（愉氣）だけでOKです。

固いほうを2～3回引っ張って緩めた後、じっと手を当てて愉氣します（左右差がなければ両側を）。

指をこする

骨盤の弾力が弱い場合は、その側の人さし指が固くなり曲がっています。第2関節あたりで確認しましょう。

point

部分は全体を表すもの。指にも骨盤の状態が表れています。

親指でこすってから手を当てる

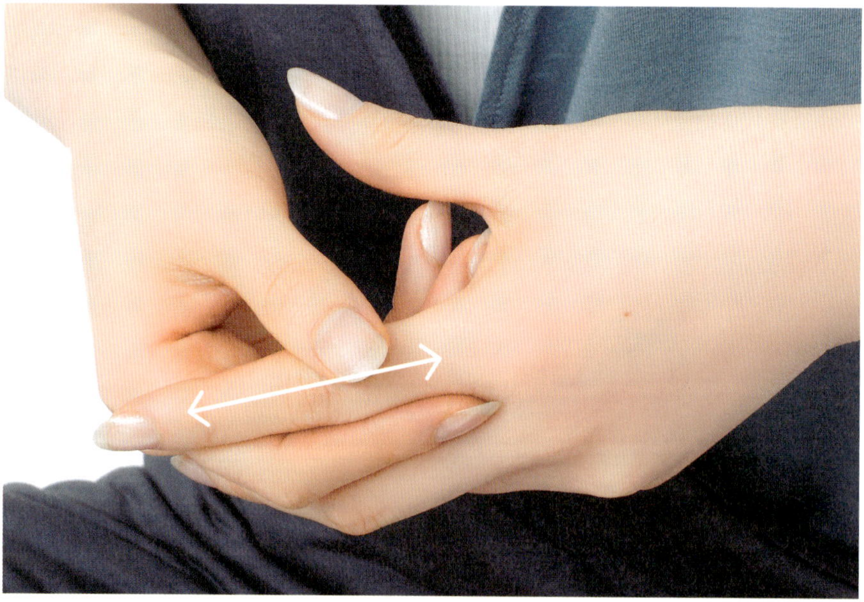

人さし指を触り、皮膚が固いほう＝氣が通りにくいほうをチェックします。固いほうの人さし指を軽くこすり、手当てします。

その他の効果的なセルフケア

フノリを食べる

フノリ（海草）を煎じて飲むか、みそ汁の具などにしてたくさん食べるのも有効です。

ヒザ裏への手当て
詳しくは←P93

足首回し
詳しくは→P65

足湯
詳しくは→P59

リラックス整体すべて
詳しくは→P36～P59

無月経 1

骨盤体操

骨盤の弾力をつけ、卵巣を元気にする体操です。
就寝前、「リラックス整体」の後に行いましょう。

ヒザを広げる力で腰を上げ
吐き切った時に脱力

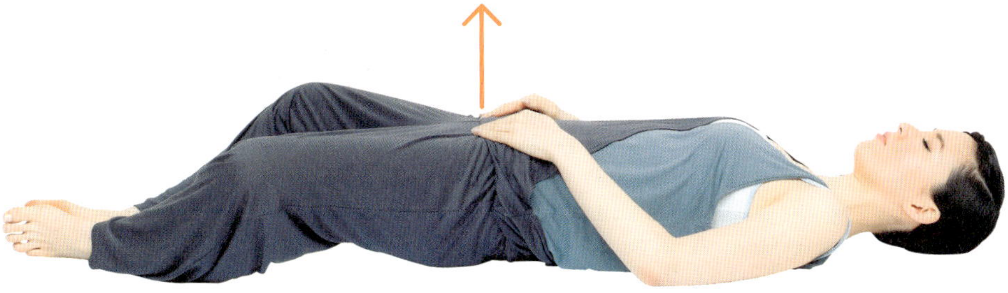

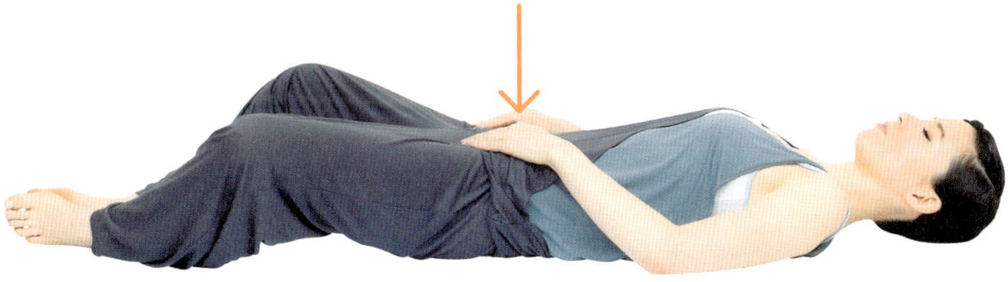

注意！

体操後は入浴しないこと。行うのは月1回。

仰向けで一度全身の力を抜きます。ヒザを開いて足裏を合わせ、左右の骨盤の位置を確認。そろっていない場合は片方の足裏をズラして調整します。ヒザを床に近づけるように開きながらお尻を少し持ち上げ、息を吐き切った瞬間にバタッと落ちるように脱力。そのままの姿勢で、呼吸がととのうまで静止します。1回のみ。

無月経 2

耳下腺への手当て

耳下腺は足首と同様、卵巣と直結しています。耳下腺に優しく手当てをすると、卵巣の働きが活発になります。

耳の下の固いほうに
指先を当てる

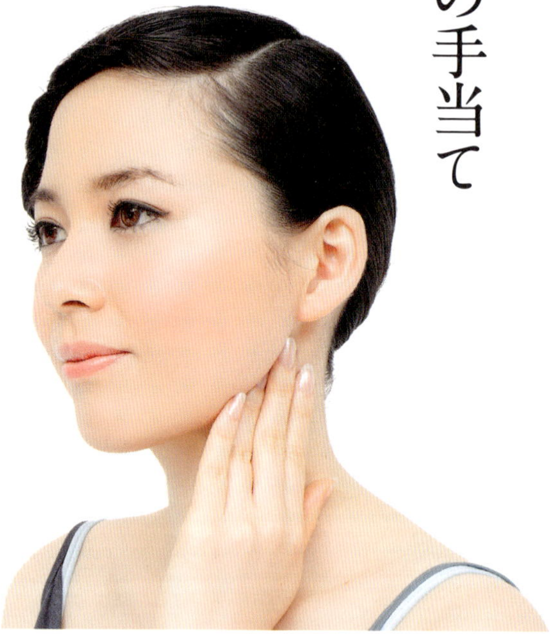

point

性行為の後に、こことノドをこすると、とても受胎しやすくなります。

まず両耳の下を触り、左右差をチェックします。固い側があれば同じ側の卵巣も固いはずなので、その側に手当てをします。左右差がなければ、両側に優しく指を当てます。いずれも、固さがほぐれてなじんだと感じるまで行います。

column 8

無月経と妊娠の見分け方

妊娠の可能性があるものの、妊娠か無月経かわからない場合は、2人組で手当てをしてみます。無月経なら骨盤中央にある「仙椎2番」と、腰の真ん中にある「腰椎3番」（腰椎の上から3つ目）の脇を押さえると、4日以内に生理になります。

無月経 3

ヒザ／ヒザ裏への手当て

骨盤や卵巣に連動しているヒザ。違和感のあるところに手当てをし、ヒザの弾力を回復させていきましょう。

固さや冷たさのあるほうに手当てを

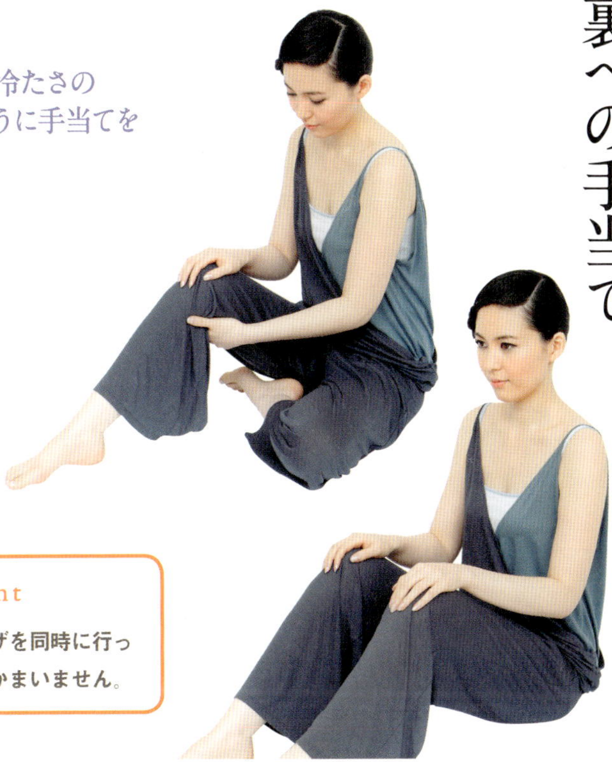

point

両ヒザを同時に行ってもかまいません。

まずは両ヒザの固さやヒザのお皿の動き、温度などをチェックします。お皿の動きが悪い場合は骨盤の開閉力が悪いため、冷えがある場合は卵巣の機能低下のために、無月経になっている可能性があります。ヒザとヒザ裏を、両手で包むようにして違和感がなくなるまで手当てをしましょう。

その他の効果的なセルフケア

※何よりも明るい空想をするのが一番！
例えば、赤ちゃんの訪れを空想するのも、変化を促すよい「準備」になります。

産褥体操 詳しくは→P80

卵巣行氣 詳しくは→P77

蝶々の体操 詳しくは→P66

リラックス整体すべて 詳しくは→P36～P59

胸とすねへの手当 詳しくは←P96

仙椎への手当て 詳しくは→P86

股関節の体操 詳しくは→P67

手首／足首回し 詳しくは→P65

月経血過多

左足首／足裏への手当て

出血が多いのは、たいてい栄養過剰です。
ただ、足首が太くなり、骨盤が開きすぎている
場合の多量出血には、足裏への手当てや
左の足首を引き締めるのも有効です。

過剰な出血を どうしても止めたい場合に

左足首への手当て

左足首を何回か回した後、外くるぶしの下のキワのくぼんでいるところを、両手の親指で軽く押し上げるように手当てをします。

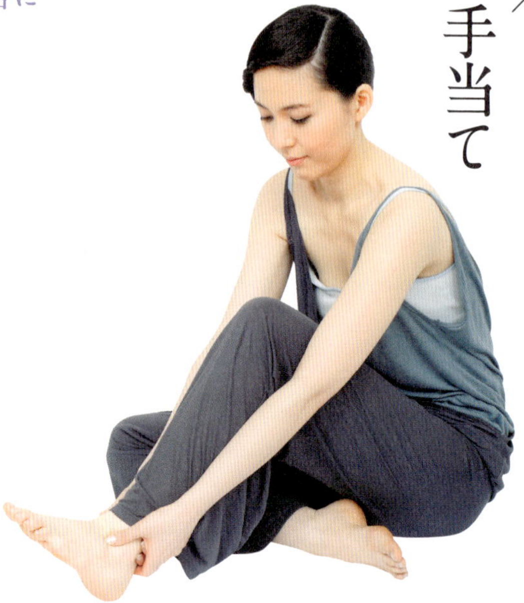

point

出血過多はたいてい食べすぎ。まずは甘いものや動物性の脂など栄養価の高いものを減らしましょう。

足裏への手当て

手のひらを足裏に置き、熱感やその他の違和感がなくなり、手のひらがなじむまで手当てをします。

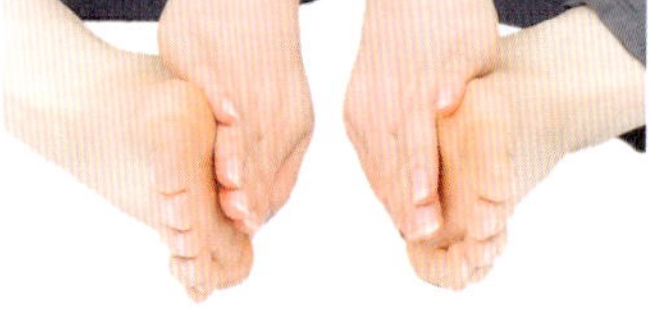

その他の効果的な セルフケア

肛門の引き締め

お尻全体の筋肉はなるべく動かさず、肛門だけを急速に引き締め、緩めます。できれば100回程度。

生理期のケアすべて 詳しくは→P60〜P83

リラックス整体すべて 詳しくは→P36〜P59

ヒザ裏への手当て 詳しくは→P93

足湯 詳しくは→P59

生理がだらだら続く

後頭部をたたく

骨盤が十分に開かないと、生理が4日以上続いてしまいます。まずは必ずリラックス整体や生理期のケアを行い、その上で必要な場合はこのケアを行いましょう。

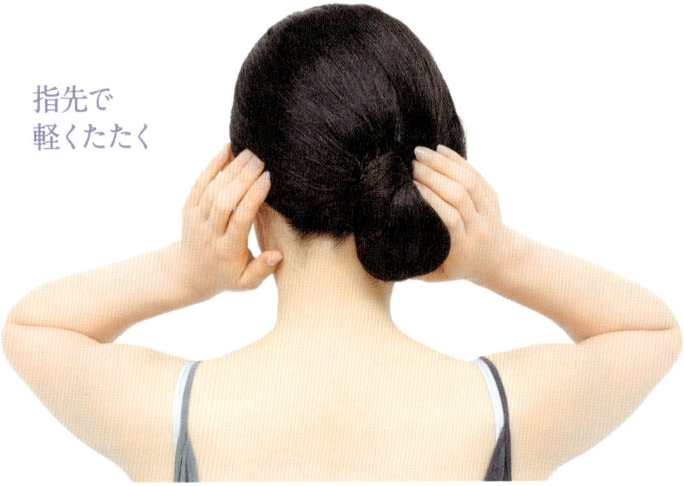

point
このケアは、あくまで「リラックス整体」か「生理期のケア」を行っている人に限ります。そうでないと、体としては5日以上長引く必要があるのに、ただ期間だけ短くすることになり、余病を併発する危険があります。

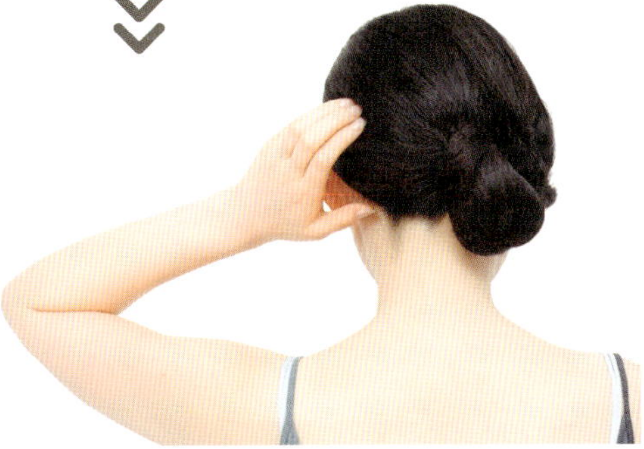

後頭部の、耳の上のラインの高さにある左右のくぼみが急処です。左右の固さをチェックしてから、固いほうを指先で軽くトントンとたたきます。たたく音が変わるまで、続けて行いましょう。

その他の効果的なセルフケア

※その他、「小豆を食べる」なども有効です。

ヒザ裏への手当て 詳しくは→P93

足首回し 詳しくは→P65

足湯 詳しくは→P59

リラックス整体すべて 詳しくは→P36～P59

生理周期が長い

胸の中央をこする～手当て

生理の周期が遅れがちになる人は、胸の骨(特に中央)が固く、胸腺や乳腺のホルモンの働きが鈍っていることが多いです。胸に手当てをすると周期が変化します。

胸を優しくさする

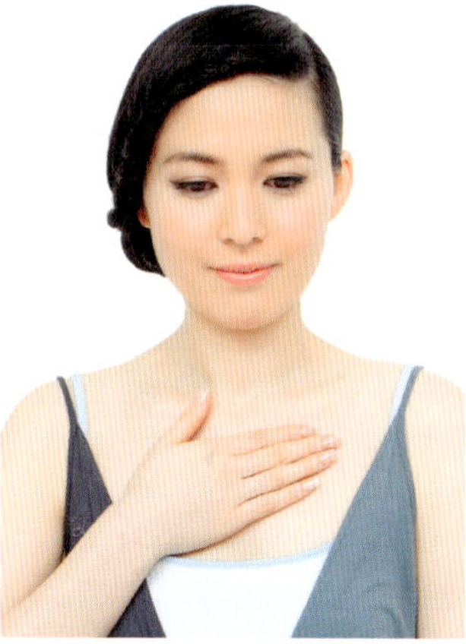

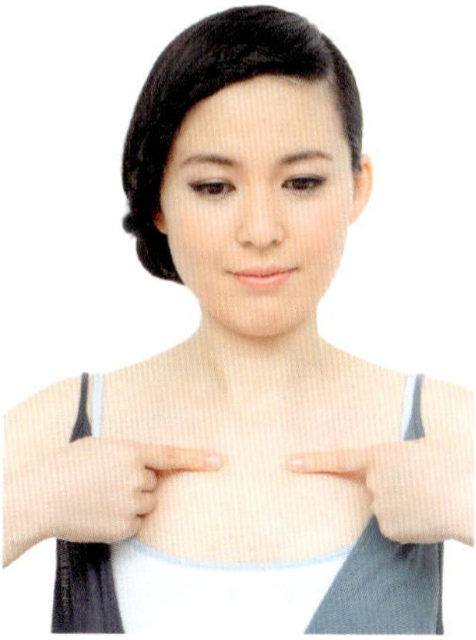

胸の上から中央（写真右）と乳房を軽くさすります(36回程度)。固さがまだ残っている時は、違和感がなくなるまで、じっと手を優しく当てます（乳ガンや乳腺炎の予防にもなります)。

column 9

恋すると胸が痛い？ それとも…

生理と同様、女性ホルモンとかかわる頸椎4番（甲状腺ホルモン)、胸椎4番（胸腺ホルモンと乳房、心臓)、腰椎4番（卵巣ホルモン）の4・4・4の骨が恋愛と深い関係があります。ですから首が緩んでいる人は、好きな人が来るとポッと頬が赤くなり(頸椎4番の反応)、もっと好きな人だと胸がきゅんとなり（胸椎4番の反応)、さらには妊娠欲求も生まれるのです（腰椎4番の反応)。反対に、これらの弾力がなかったり歪んでいると、勘違いの恋をしたり、失恋したり…。つまり、この本でケアをすればするほど、素敵な恋愛ができるようになるのです！

生理周期が長い

すねへの手当て

すねは胸を変える一番のポイントです。胸が固い場合は、胸とすねにケアすると、無月経にも効果があります。

すねの内側で固く痛みのあるところに手当て

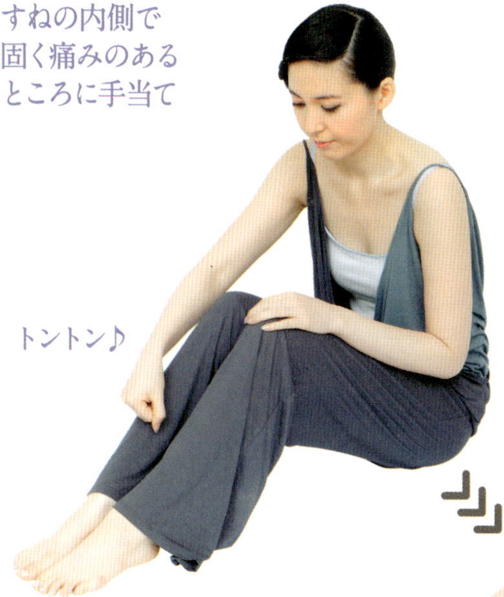

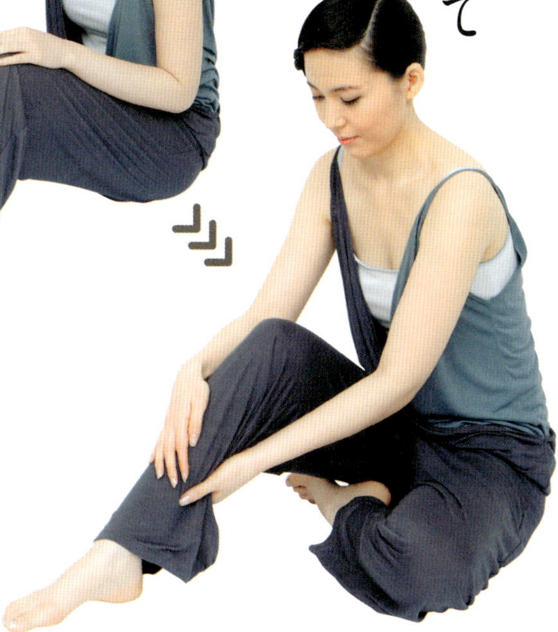

point

軽くたたいて音の変化を確認します。

すねの骨を軽くこぶしでたたき、固いところや痛いところがないかをチェック。そういう場所があれば、さらに軽くたたいた後、音の感じが変わったら、違和感がなくなりなじんだ感じがするまで手当て（愉氣）します。

その他の効果的なセルフケア

合蹠行氣法 詳しくは→P81

リラックス整体すべて 詳しくは→P36～P59

生理期のケアすべて 詳しくは→P60～P83

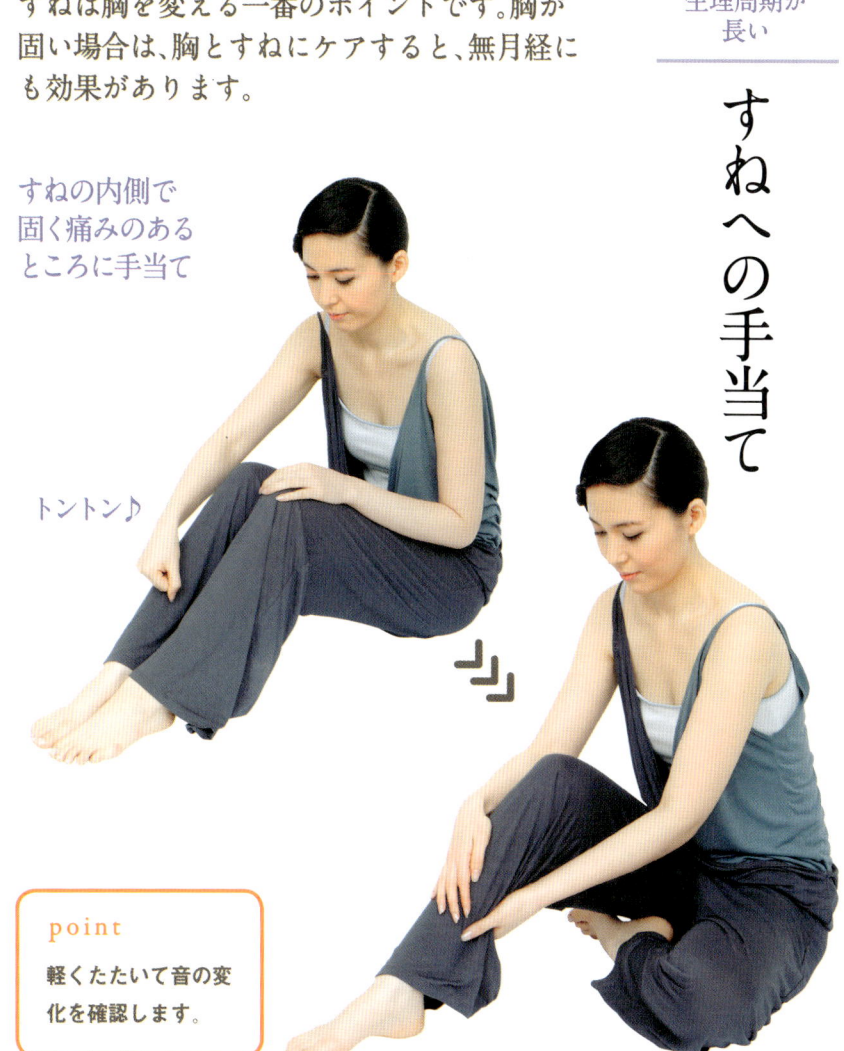

内股伸ばし

40代後半以上の女性の、理由がわからない症状が「更年期障害」と呼ばれます。減食や断食以外に「これで万全」はないのですが、「ピンチはラッキー」。症状を通してリフレッシュしていきましょう。

開脚して
内股を伸ばす

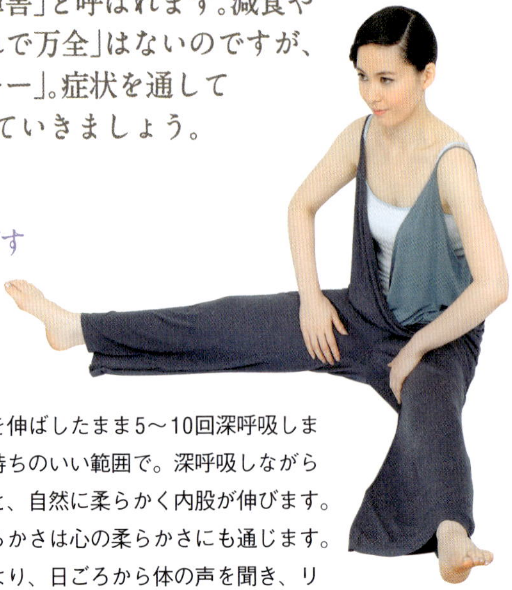

座って開脚し、内股を伸ばしたまま5〜10回深呼吸します。無理をせず、気持ちのいい範囲で。深呼吸しながら力を抜くようにすると、自然に柔らかく内股が伸びます。内股＝腎臓。その柔らかさは心の柔らかさにも通じます。更年期の症状には何より、日ごろから体の声を聞き、リラックス整体や生理期のケアを行うことが大切。それでも改善されない時は、更年期特有のガンコさを生み出す「ねじれ現象」の解消に、このケアが有効です。

column ⑩

体は未来を知っている？

整体では背骨を観察します。丁寧に観ると、地震の前は胸椎8番がねじれ（直下型では胸椎4番も）、雷の前には胸椎9番に過敏痛が現れます。死ぬ4日前にはお腹のある部分が必ず硬くなります。私達が普段感じ取れないような兆しも体には現れているのです。また、来月は月収○○円になる、明日、素敵な出会いがあるといった夢も、筋肉の力の入り具合のチェックで実現できるか調べることができます。体には、過去だけでなく現時点での未来の情報がすべて入っているからです。体をととのえることは氣の流れをよくし、過去をクリーニングし未来や運命をも変えるマスターキーなのです。

更年期

うつぶせで足裏を合わせる

うつぶせ合蹠《がっせき》行氣法

足裏も腎臓の急処。仰向け合蹠行氣法はお通じの促進になりますが、うつぶせで行う場合は、腎臓の働きを活発にすることができます。

足裏を合わせて氣を集める

このケアも、前ページの「内股伸ばし」同様の意味で、更年期に有効です。うつぶせになりヒザを開いて足裏を合わせ、腰が少し緊張する足の位置を探します。両手は腎臓のあたりに置き、足裏で呼吸するつもりになります。腰の緊張が緩んだら、少し緊張する位置に足をズラして3回行います。両足裏がポカポカしたり、氣が通ったら0K。最後に肛門を6回ギュッと締めます。

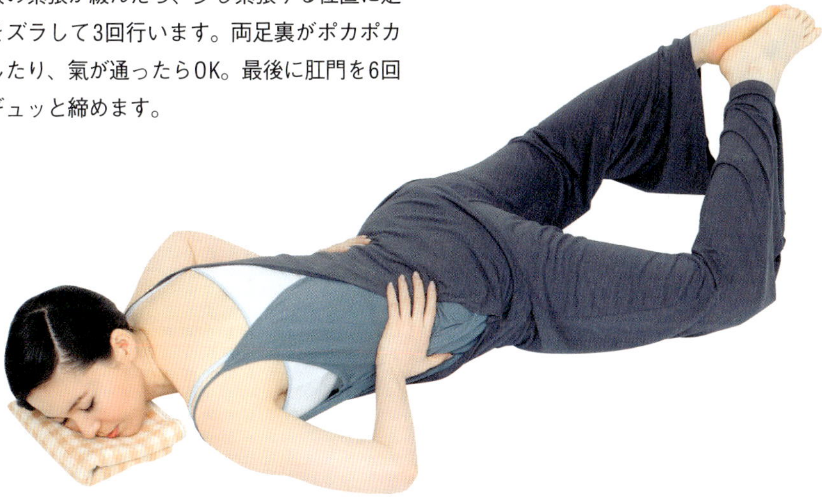

その他の効果的なセルフケア

- 生理期のケアすべて　詳しくは→P60〜P83
- リラックス整体すべて　詳しくは→P36〜P59
- 側腹つまみ　詳しくは→P89
- 減食　詳しくは→P84

※ほとんどの更年期の症状を改善するのは「性行為」です。また、すべてを自分の映し鏡ととらえ、自分の人生を自分の責任として生きる「自責法」や夜寝る前に鏡を見て最高の笑顔を作り、起床後、昨晩と同じ笑顔を鏡に向かって行う「鏡のワーク」もオススメ。

子宮筋腫

仰向けで足裏を合わせる

合蹠《がっせき》行氣法

子宮筋腫は子供のようなもの。出産すると排泄され、閉経後に縮小・消失します。ここでは、排泄を促す呼吸法を紹介します。ただし、まずは目の疲れを取ることが大切。

行い方は
P81を参照

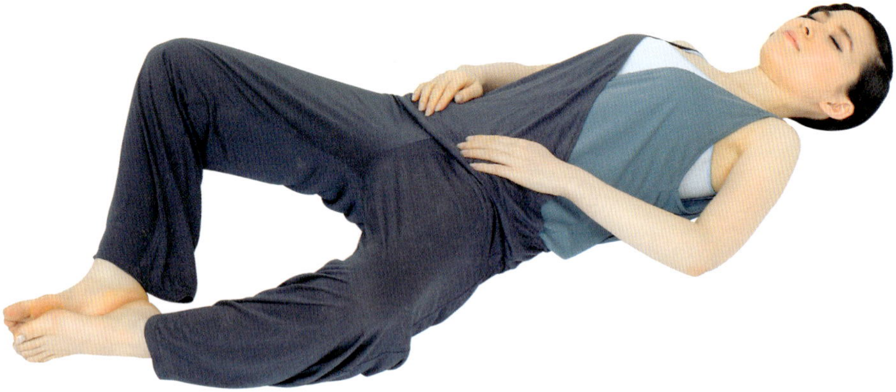

実は女性ホルモンの元気な人が筋腫にもなりやすいのですが、子宮と目は太陽と月のような関係で、目の疲れが残ると子宮筋腫ができやすいのです。ここでは排泄力を高める合蹠行氣法を紹介します。また子宮の急処は手首ですが、手首の動きをよくするためにも、リラックス整体や生理期のケアなどを日々、あるいは毎月行うことで、症状は自然な経過をたどります（ただ心配な人は必ず専門家の指示を仰いで下さい）。

その他の効果的なセルフケア

手首回し 詳しくは→P65

リラックス整体すべて 詳しくは→P36～P59

更年期のケアすべて 詳しくは→P98～P99

生理期のケアすべて 詳しくは→P60～P83

子宮内膜症は子宮筋腫の“妹分”。本書の整体アプローチがとても有効です。

子宮内膜症

足湯

行い方は
P59を参照

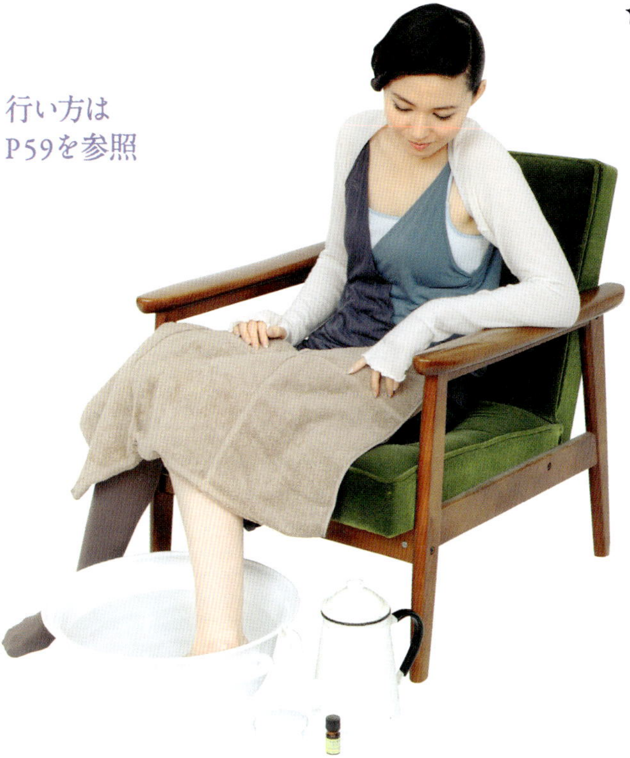

本書で紹介している整体のアプローチを行えば子宮内膜症はまず100%改善できます。私も10回の整体指導で改善しなかったことは、過去40年以上で皆無でした（生理痛も同様です）。ここではどんな症状にも効果のある「足湯」を再掲載しています。

その他の効果的なセルフケア

リラックス整体すべて
詳しくは→P36～P59

更年期のケアすべて
詳しくは→P98～P99

生理期のケアすべて
詳しくは→P60～P83

手首回し
詳しくは→P65

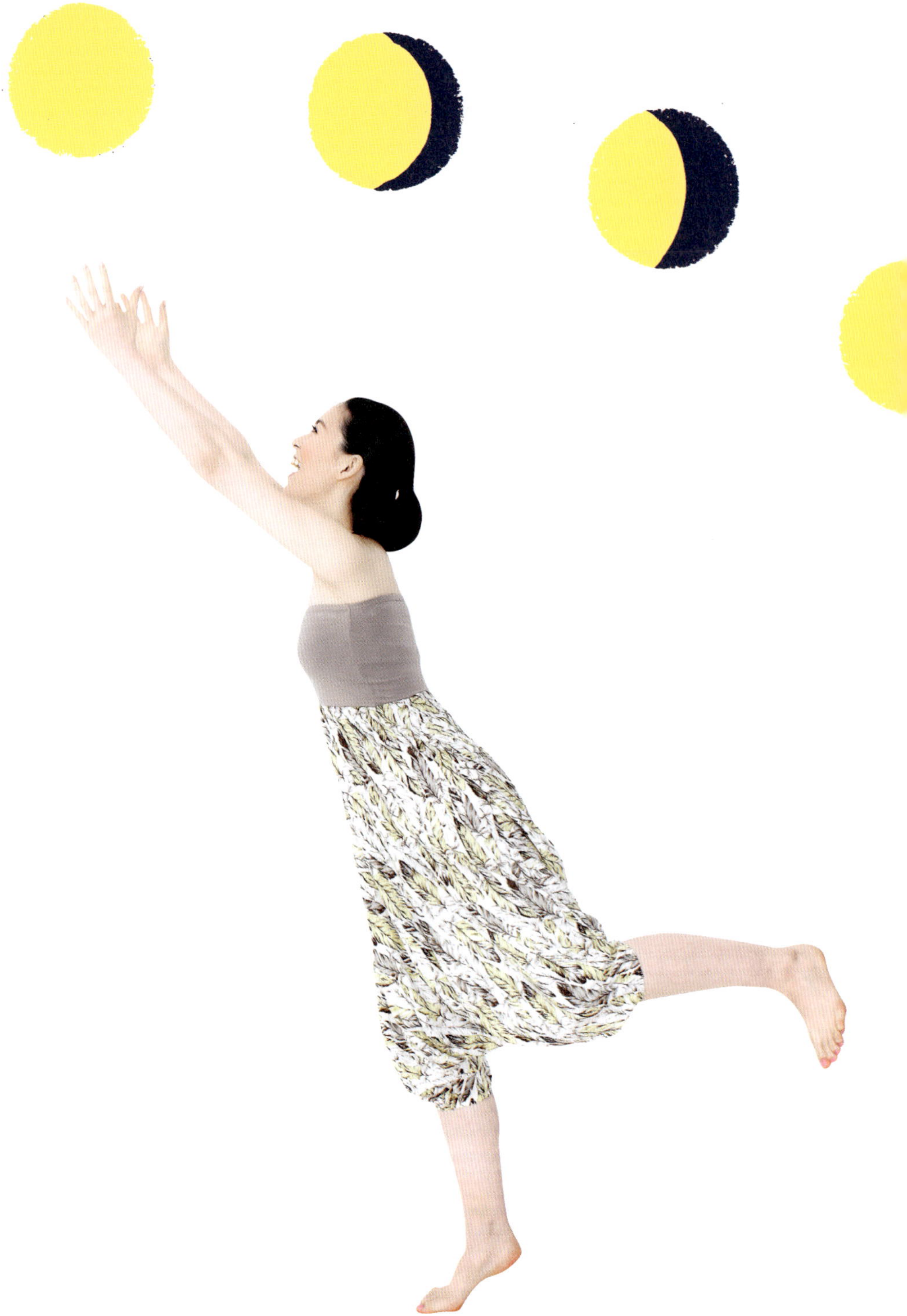

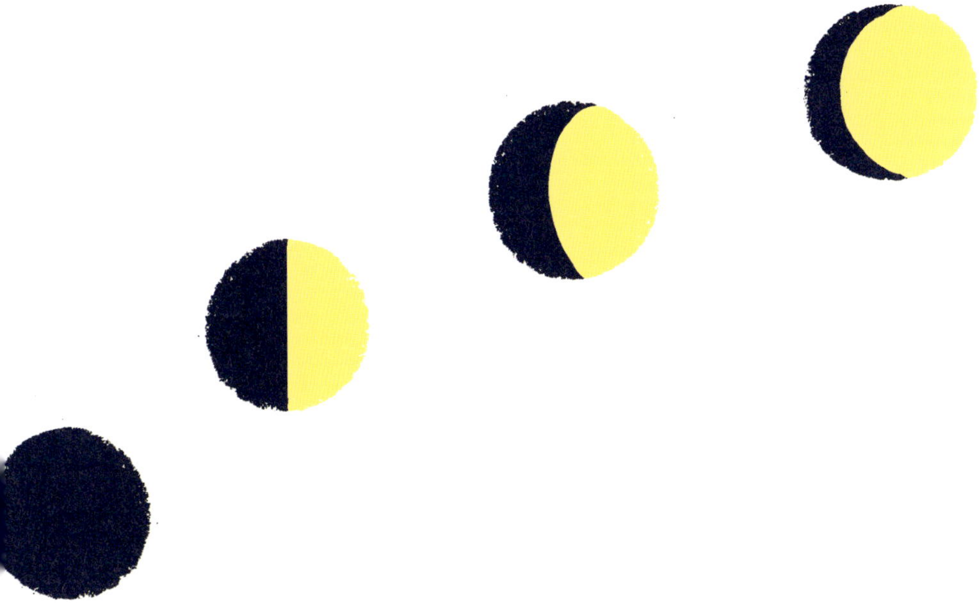

5

月のリズムを感じると
女性は
もっと美しくなる!

体がととのって生理が順調になったら
さらに次のステップに進みましょう。新月と満月を
活用し心や体のケアをしていくと
より快調に、美しくなっていきます。

月の満ち欠けと骨盤の関係

01

新月や満月の、独特の体感を味わったことがありますか。月は、私達の体にさまざまな影響を与えているのです。

月の満ち欠けの周期は約29日。生理の周期も同様です。生理は正式には月経といい〝月の経過〟と書きます。月のリズムは、潮の満ち引きだけではなく、生命や人体、そして骨盤の開閉にも大きく影響を与えています。これまでに紹介したセルフケアで骨盤を中心とした生理のリズムがととのうと、結果として月のリズムとも合いやすくなっていきます。

本章では、月のリズムを活用した〝心からのアプローチ〟を紹介します。体と心をさらに育んでいきましょう。

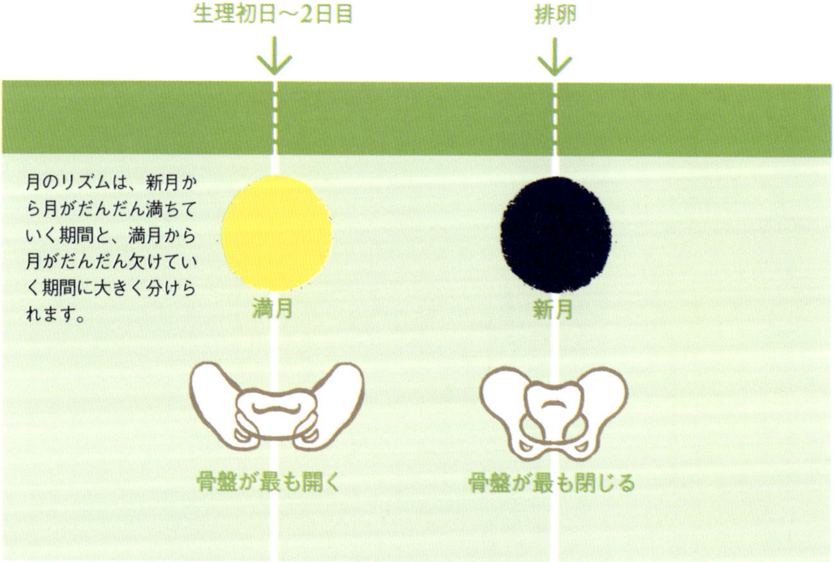

満月と生理は “緩み” の時期

月が最も満ちる満月は、デトックスの始まりです。女性の体のリズムに例えていえば、骨盤が開いて緩む、生理のようなものです。身心ともにリラックスしてさまざまなものを手放していく、排出の時期です（あくまで〝例えていえば〟なので、満月の日に骨盤が最も開かない人もいます）。

新月と排卵は “引き締まり” の時期

月が完全に見えなくなる新月は、新しいリズムの始まり。例えていえば、女性の体のリズムにおける、骨盤の最も閉まる排卵のようなものです。これから卵子を育てていこうという、創造の時期です（あくまで〝例えていえば〟なので、新月の日に骨盤が最も閉まらない人もいます）。

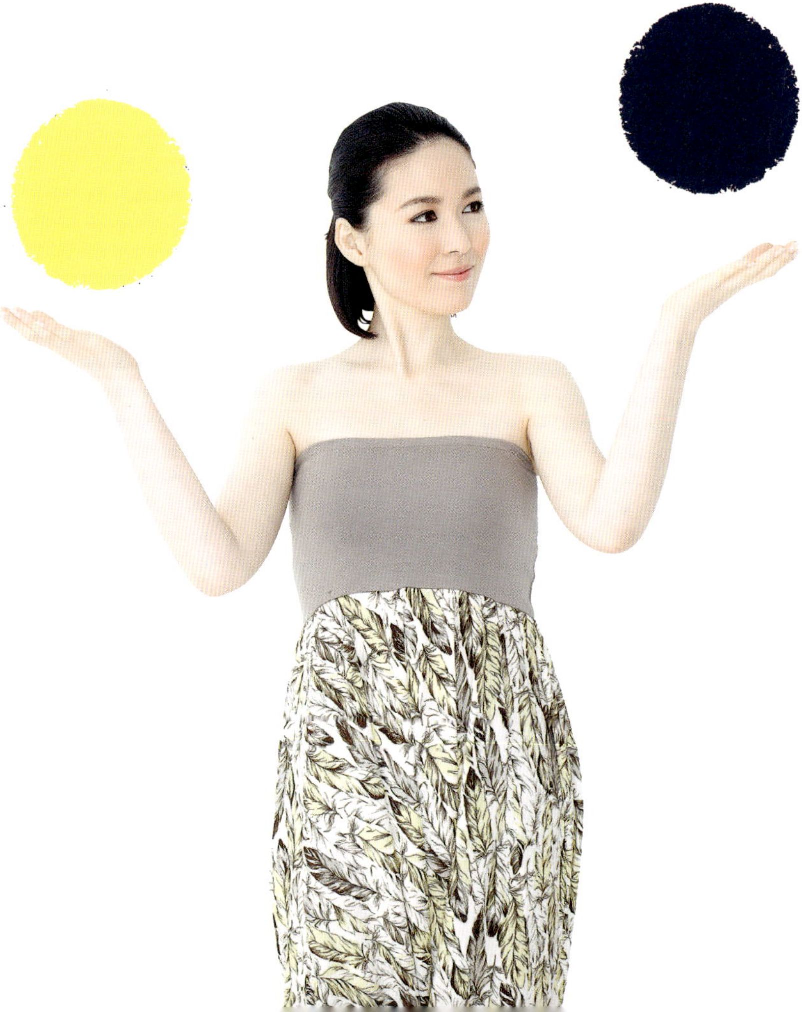

02

女性ホルモンを ととのえるために 満月の時にしたいこと

満月の時は、骨盤の開く力をサポートし 身心を休めていきましょう。

満月は、骨盤が開いて緩みやすい時期です。ですから満月の日あたりに生理や出産が訪れやすい傾向があります。緩んでデトックスする時期なので、リラックスを心がけて過ごしましょう。気になることや嫌なことを思い浮かべて、それを書き出し、手放していくのにとてもいい時期です。

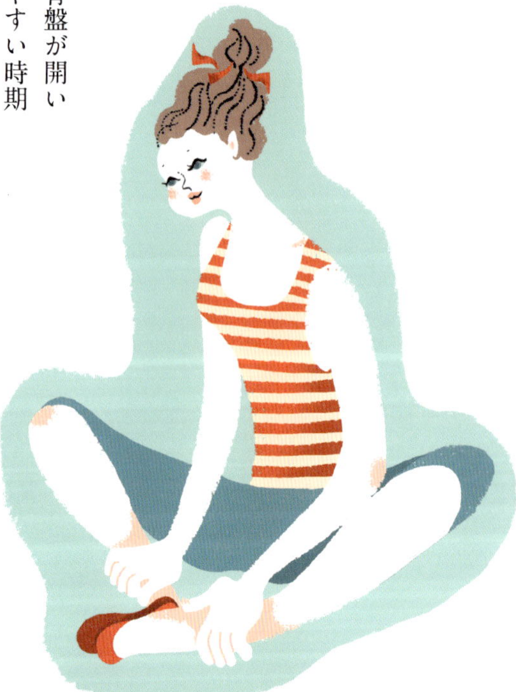

《こんな体操もオススメ》

「蝶々の体操」（P66）を好きなだけ行い、そのまま「のび体操」（P 51）や「ゆら体操」（P51）でリラックスしましょう。

女性ホルモンを ととのえるために 新月の時にしたいこと

03

新月の時は、骨盤の閉じる力をサポートし
身心を活性化していきましょう。

新月は、骨盤が閉じやすい時期。ですから新月の日あたりに排卵しやすい傾向があります。引き締まり、クリエイトする時期なので、楽しい夢や願いごと、目標をインプットし、体感するのに最適な時です。

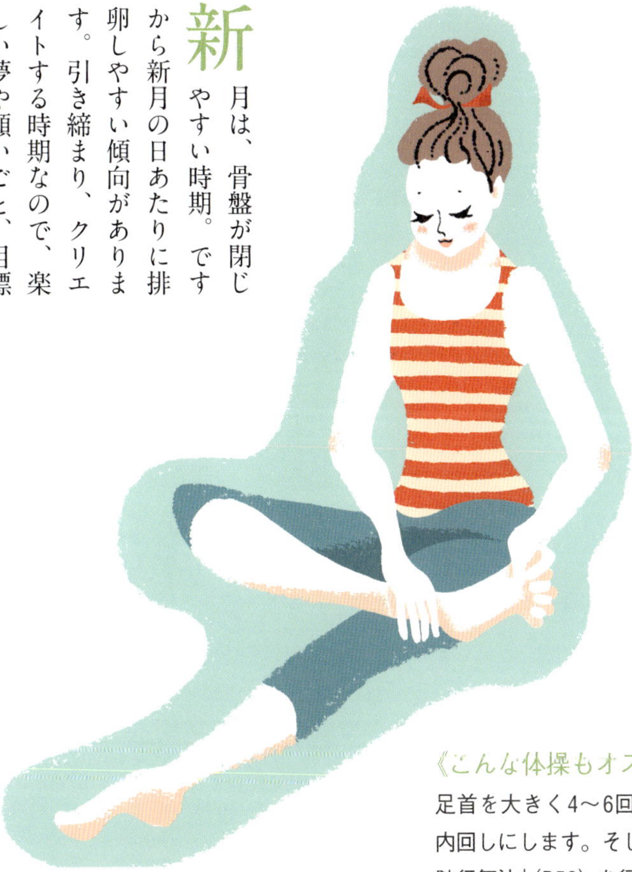

《こんな体操もオススメ》

足首を大きく4～6回（P 83）、内回しにします。そして「脊髄行氣法」（P52）を行い、「瞑想」（P53）をしましょう。

column 11

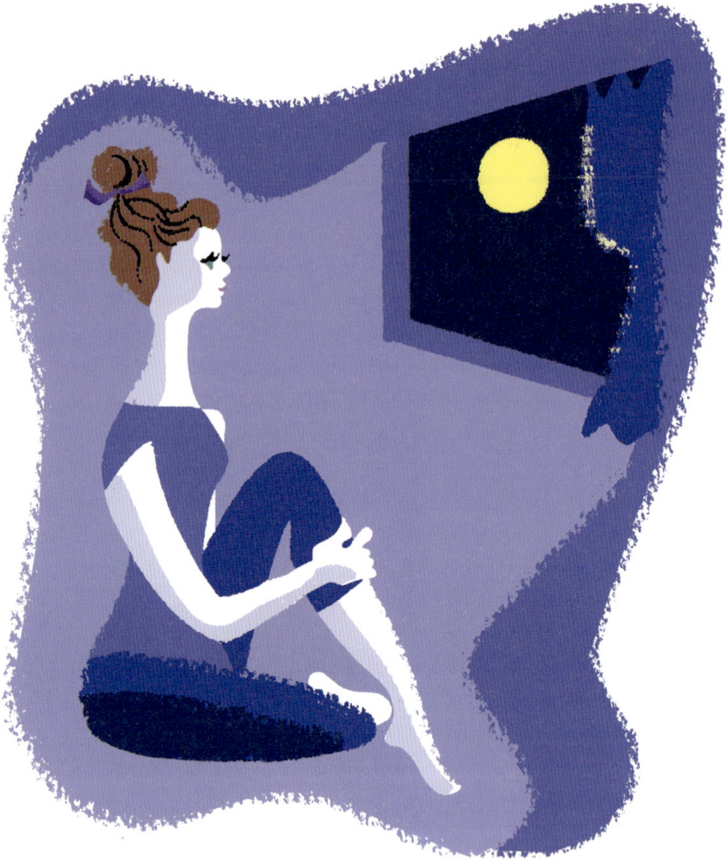

月光浴をしてみましょう

月光浴にはさまざまな効果があります。だから自然とお月見をしたくなるのでしょう。「満月瞑想」としてのお月見は、月の模様を観察したりせず、ただ見とれ、できたら月そのものになっていきます。月の光は太陽を反射しているので、満月の日は夜も太陽のエネルギーがあります。一方で、月が最も見えなくなる新月では、太陽のエネルギーがないため、月そのもののエネルギーを直射していると言えます。新月に行う月光浴では、瞑想でポカンとした後に、「こうなったらいいな」という願いごとを思い浮かべ、叶った体の感じを味わいましょう。満月と新月の月2回、これらを行うと明らかに心の状態が変わります。そして、体調も変化します（体と心は一つ）。

column 12

夢を叶える満月と新月

月のリズムを利用した“夢の叶え方”を紹介しましょう。満月には、気になることや嫌なことを思い浮かべたり、書き出したりします。そして、一つの事柄を思い浮かべた時に、体のどこに感じるか探ってみましょう。それぞれの感情や感覚と連動した、その人なりの部位があるのです。その部分に愉氣をし、それでも消えない場合は「ごめんね、ありがとう」と声をかけると、それが自然に薄らいだり消えたりして、クリーニングされていきます。新月には、楽しい夢や願いごと、目標などをイメージします。ちょうど排卵された卵子が受胎して妊娠するのと同じように、そのイメージが育って現実のものになっていきます。夢や願いごとが叶った感覚を得ることができれば、叶いやすくなります。自分の「内」側で〝準備〟をするだけで「外」側から訪れるのです。

満月の時にすること

1
月光浴をする

短い時間でもいいので、月に見とれ、月と一つになります。

2
気になることや嫌なことを書き出す

できればデトックスカラーであるブルーの紙に書くといいでしょう。気になることや嫌なことに連動している体の部分に氣を集める（愉氣）と、自然に手放せる方向に向かいます。できれば感謝の気持ちで行いましょう！

新月の時にすること

1
瞑想をする

とにかくポカンとするのがポイントです。

2
夢や願いごとを書き出す（2個〜10個）

できれば元気を与えるカラーであるイエローやピンクの紙に書くといいでしょう。瞑想をして、最後の数十秒だけ「こうなったらいいな」ということを軽くイメージし、夢が叶った感覚を味わい叶えてくれたことに感謝をします。

女性の体にとって妊娠・出産は一大イベント。
出産を通して、生理以上にリフレッシュでき
美しくなることができます。
出産にかかわりない人でもいい子を“産める体”にととえるのが
美容や健康の最大ポイントなのです。

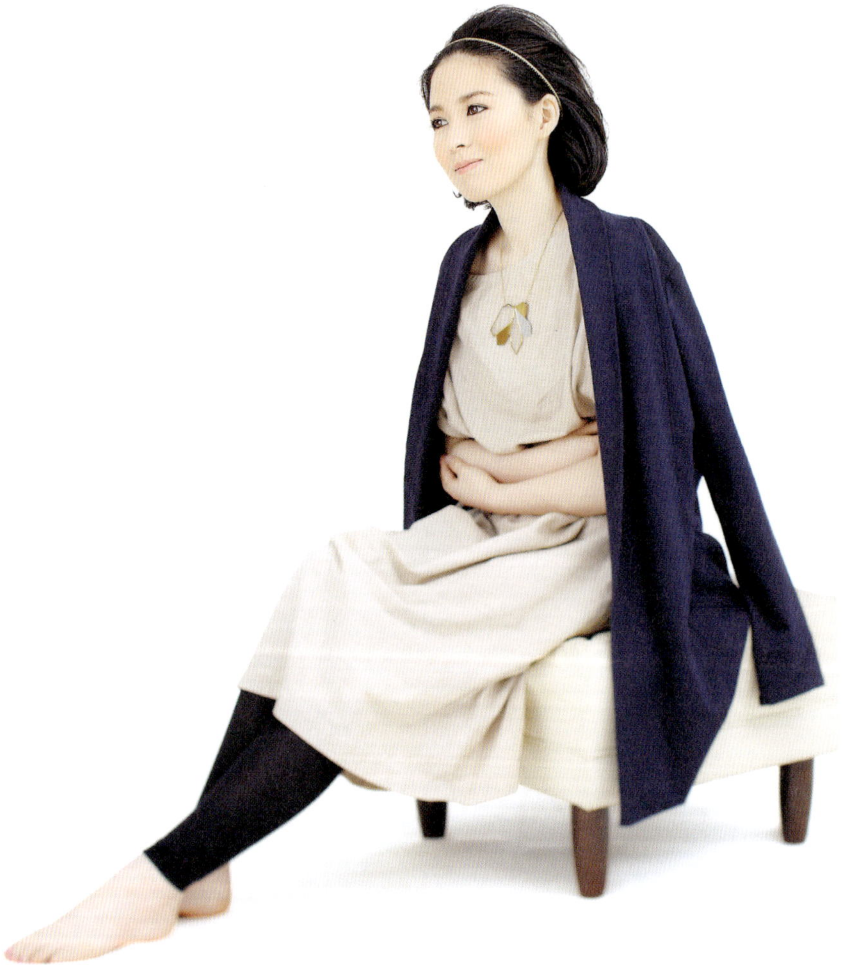

6 妊娠・出産のための女性ホルモンのととのえ方

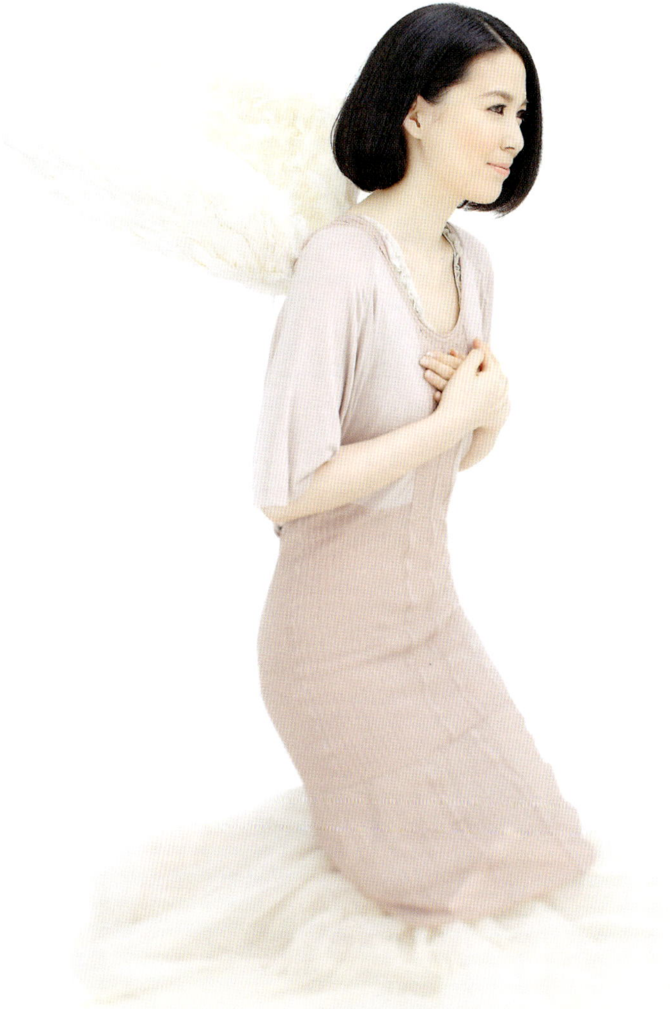

01

妊娠中の体調は
赤ちゃんへの影響大!

妊娠中の過ごし方が大切なのは、健やかな赤ちゃんを産むためだけではありません。子供の一生を大きく左右するからなのです。

体をととのえるのに最も大切な時期は、妊娠から出産まで。生まれてからでは遅いのです。妊娠期間中、赤ちゃんは原初的な生命の誕生から人間になるまでの大変化をとげます。ママにはわずかな時間でも、赤ちゃんには数年以上に相当するのです。赤ちゃんの頭が発達する妊娠2~3カ月目からお腹に手当てをすると、丈夫な赤ちゃんになります。指先を使うと子宮が緊張するため、妊娠中はパソコン作業や編みものなどは避けます。赤ちゃんの一生を大きく左右する妊娠期を大切に過ごして下さい。

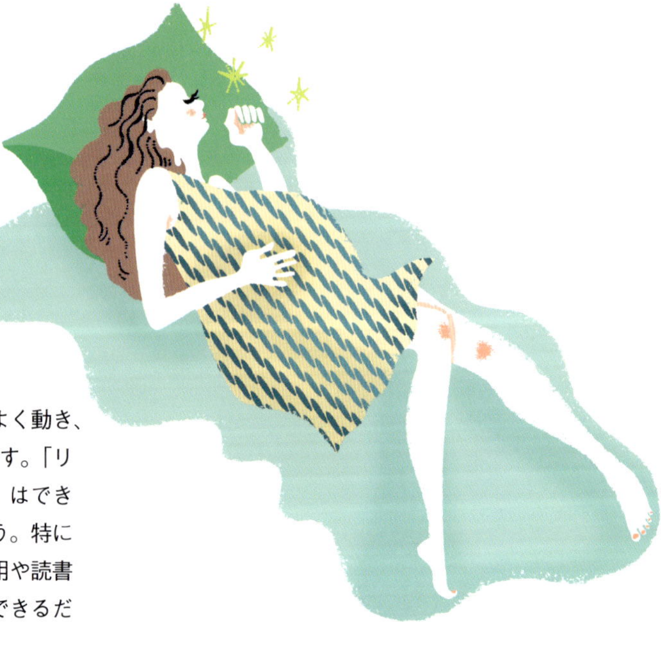

深く眠ること

深く眠るには、日中によく動き、活発に生活することです。「リラックス整体」(P36~)はできるだけ毎日行いましょう。特に寝る前はパソコンの使用や読書など、目を使うことをできるだけ控えます。

妊娠中の女性がしておきたいこと

02

赤ちゃんの一生にかかわる妊娠中に行ってほしいことを紹介します。

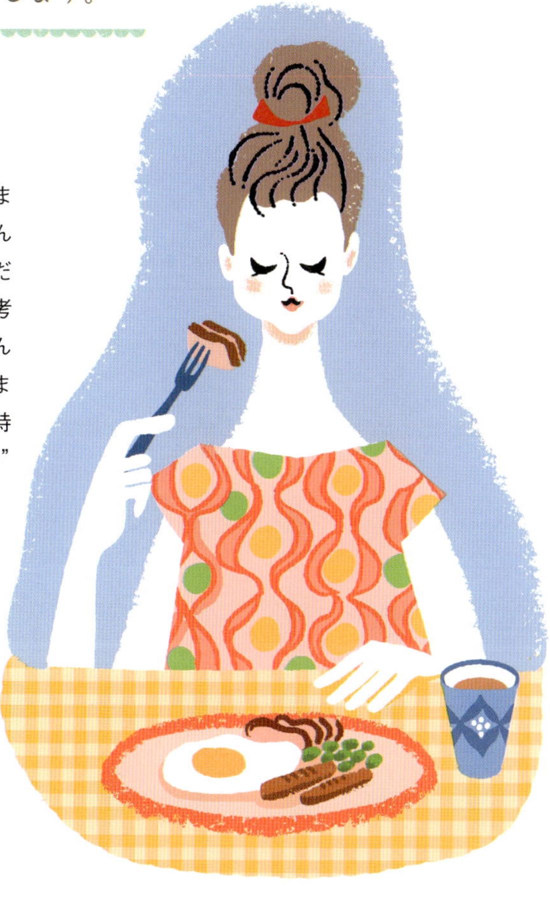

体が望むものを食べる

空腹時に食べたいものだけを食べます。妊娠中はママを通して赤ちゃんの要求が現れるのが理想。「時間だから」、「体にいいから」など頭で考えるのをやめると、自然と赤ちゃんの必要とするものを食べたくなります。食べたいものがわかりづらい時は“思い浮かべるとツバが出るもの”を目安にします。

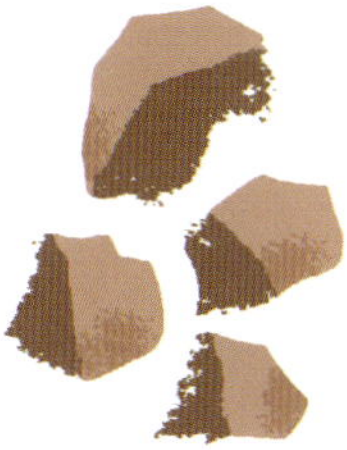

甘みは白砂糖以外で

白砂糖の摂取はやめ、甘みは黒砂糖やはちみつなどで摂るようにします。三温糖などは必ず無精製のものを。黒砂糖や果糖の摂りすぎは害になるので適度にしましょう。

日本人に合うもの

ぬか漬けや麹の甘酒、納豆など発酵食品を食べたくなる人も多いです。とにかく“体の声”を聞いて。

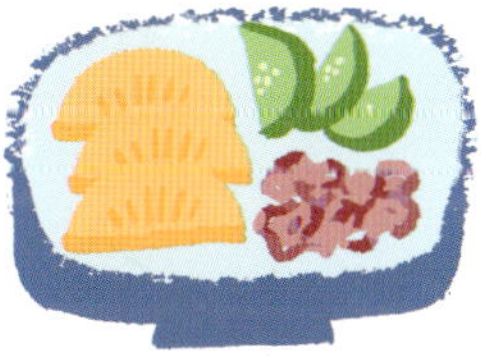

赤ちゃんに語りかける

妊娠したことがわかったら、あだ名をつけてお腹の赤ちゃんに話しかけましょう。赤ちゃんを一人の人格として尊重し、いつも一緒にいることを忘れずに。いつでも何かをする時には赤ちゃんに声をかけてから行うと、生まれてからもコミュニケーションが取りやすくなります。ネガティブな言葉を使うのは厳禁。ネガティブなものを見たり聞いたりするのも避けましょう。

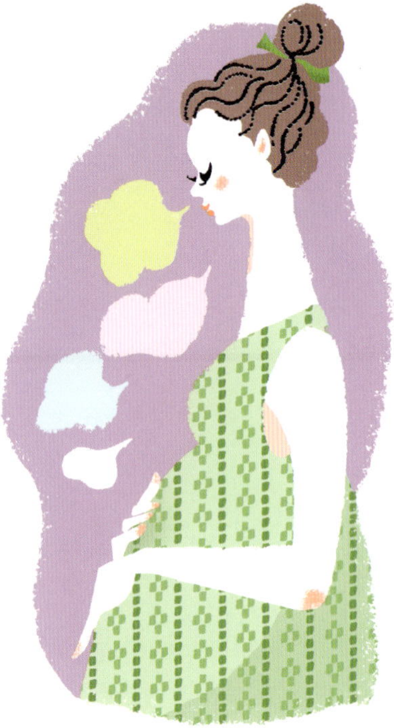

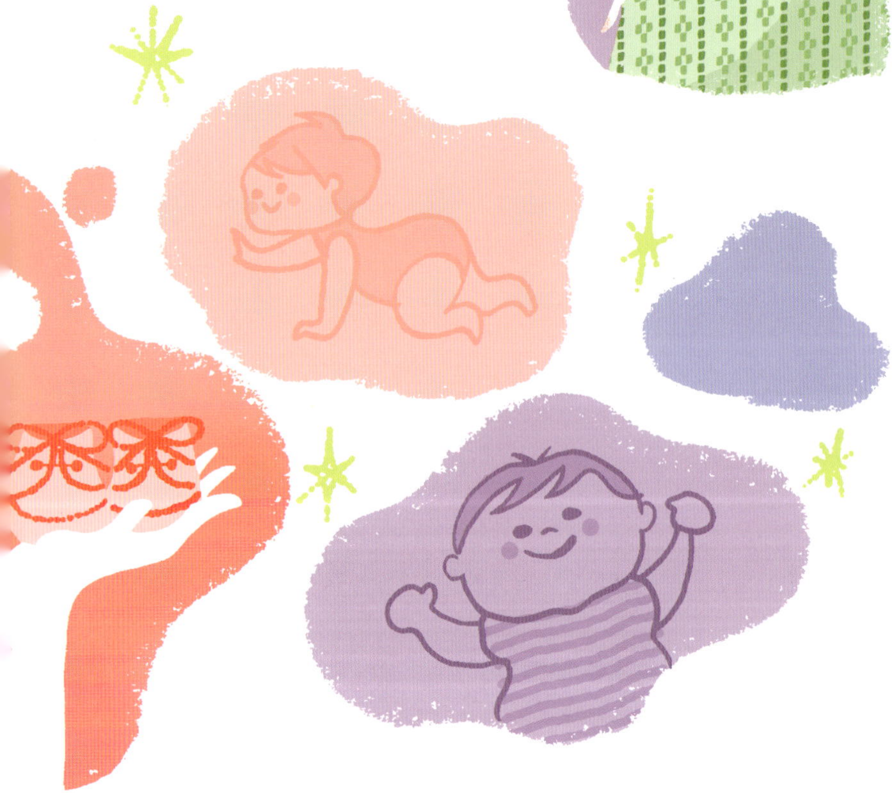

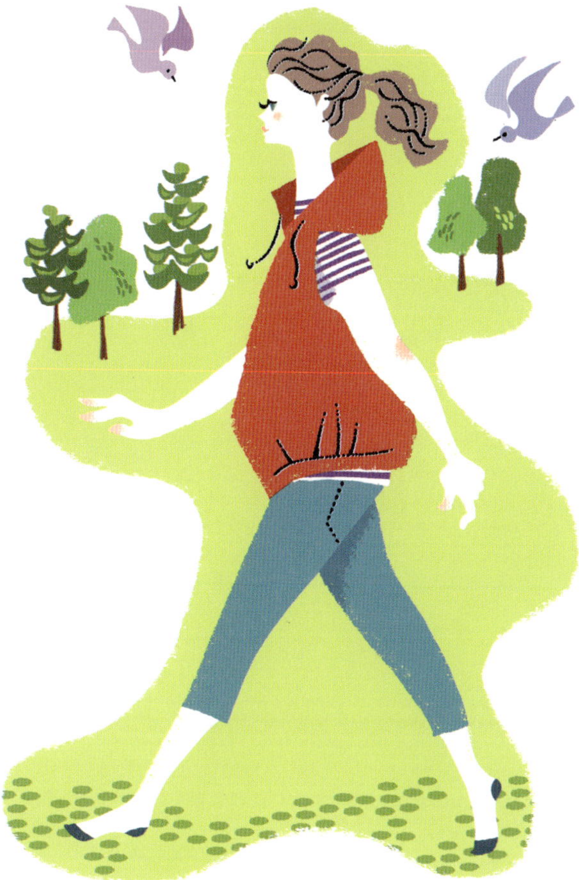

毎日、散歩する

毎日30〜60分程度の散歩をしましょう。自分のペース、つまり赤ちゃんにとって心地いいペースで、一人で歩きます。指に負担をかけると子宮が緊張するため、手ぶらで歩くのがポイント。散歩中、10〜20歩ほど大股で歩くことを5回ぐらい行うと、骨盤の動きがよくなります。赤ちゃんとの時間を楽しみ、語りかけながら気持ちよく散歩しましょう。

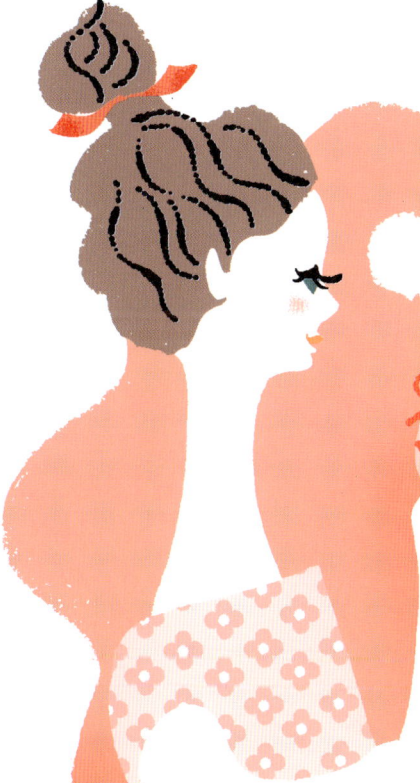

楽しい空想をする

ママの気持ちはすぐに赤ちゃんに伝わります。楽しい空想をし、安心感を持って過ごすことが大切。怒りや悲しみがあっても、すぐに穏やかな気持ちに戻れるよう、自分なりの気分転換やリフレッシュ法を見つけておきましょう。

妊娠中にしては いけないこと

03

妊娠中にしてはいけないことや控えたほうが いいものを紹介します。現代人の生活に あふれているものなので、特に注意しましょう。

妊娠中は頭や指の使いすぎは厳禁。また、頭皮や頭骨の刺激は骨盤に悪影響が及びます。足の甲は子宮に直結しているので、荷物を落としたり、打撲をしないように。太りすぎもNG。栄養をつけようと知識で食べる人がいますが、6カ月目ごろから食欲が落ちるのが一般的です。本当の空腹時だけ食べるように。白砂糖や添加物などが入った食物は厳禁です。妊娠中は本能的で敏感になります。「リラックス整体（36ページ〜）」で体がととのってくると、してはいけないことは自然としたくなくなっていきます。

歯医者へ行く

歯の調整をしたり削ったりすると、骨盤がかなり変動してしまいます。

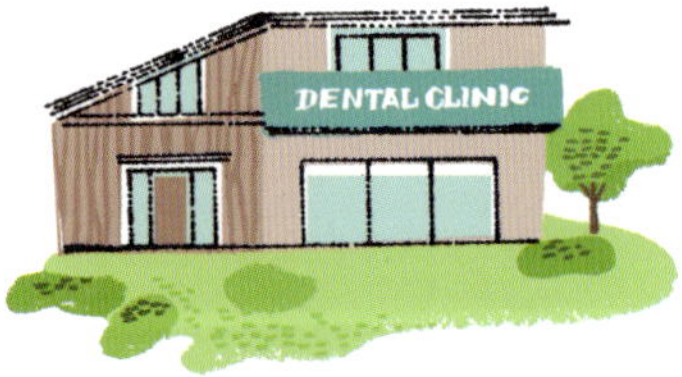

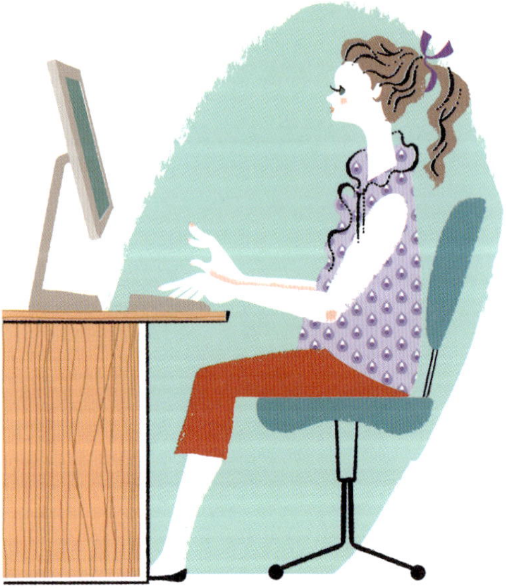

パソコンや携帯電話を使う

目や指の疲労で子宮が固くなるだけでなく、電磁波が胎児の発育に悪影響を及ぼす確率が非常に上がります。妊娠前からできるだけ使用は控えめにしましょう。

頭を刺激する

頭皮や頭骨への刺激はNG。洗髪を控え、ゴシゴシと頭を拭くのもやめます。美容院でのカットやカラーリング、パーマ、頭皮マッサージもお休み。

ピアスをつける

ピアスやイヤリングは、骨盤の動きを悪くします。特にピアスは取りましょう。

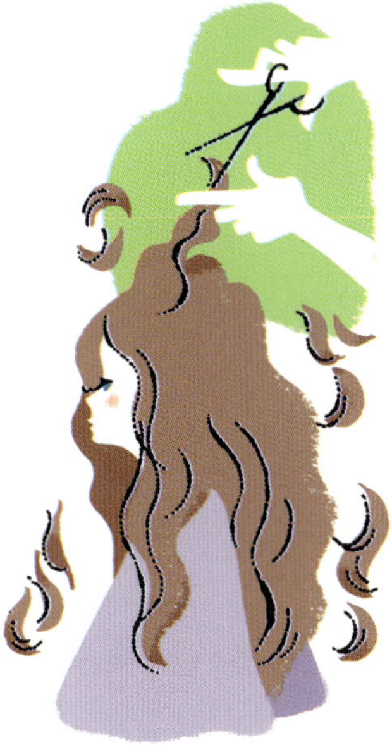

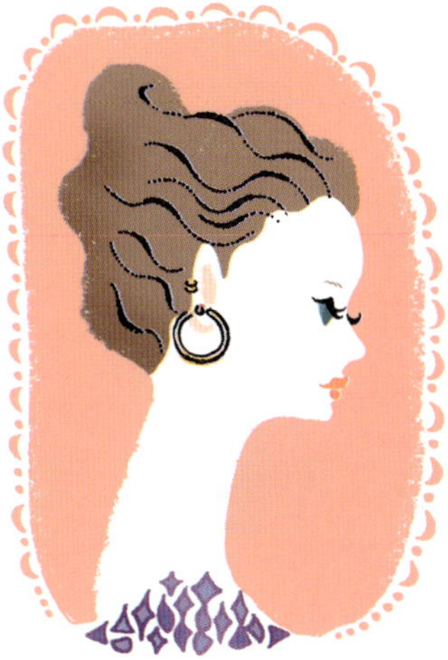

コンタクトレンズをつける

コンタクトは目の動きを不自由にし、子宮を緊張させてしまいます。

腹帯をする

自分で骨盤を支える力がなくなり、産後太りやすくなります。

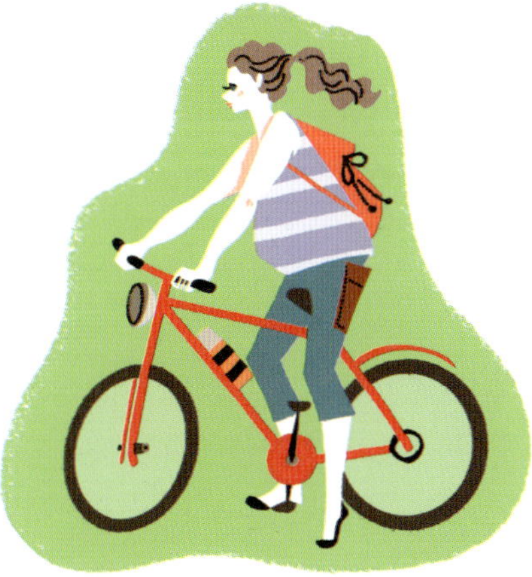

体を冷やす

冷えは腎臓に悪影響。特にヒザ、足の甲、足裏の冷えに注意。

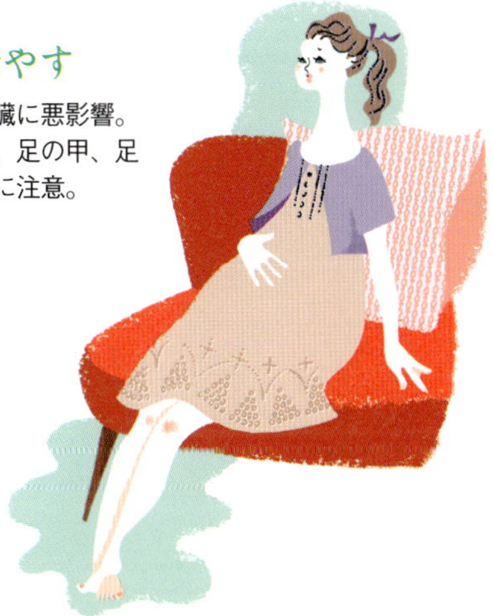

自転車に乗る

股関節を刺激しすぎてしまうことと、振動を与えすぎることからNG。流産しないよう、控えましょう。

04

つわりは、体がととのっていないと生じます

妊娠時につわりに悩む女性は多いもの。それがなぜ起こっているかに着目することが大切です。つわりを改善する方法も紹介します。

つわりは腰がねじれている場合、つまり腎臓や膀胱に負担がかかり、体内にたまっている毒を外に出しにくい場合に起こります。つわりで血液を掃除して、腎臓や赤ちゃんの負担を軽くしようとしているのです。ですから、妊娠前から「リラックス整体（36ページ〜）などで体をととのえておくことが何より大切です。

　また骨盤の弾力がととのった「整体」ですとつわりはありません。そのためにも、妊娠初期に「スローモーション体操（78ページ〜）」を行うことはオススメ。「操体法（54ページ〜）」などでも骨盤のケアになるので「リラックス整体」（36ページ〜）はぜひ行なって下さい。

　また、妊娠中は特に腎臓のケアが大切。普段、泌尿器が弱い人は特にむくみやすくなります。一度治まっても後期でさらにむくむ場合があるため、初期からケアしておきましょう。「側腹つまみ（89ページ）」や内股への手当て（愉氣）が有効です。

　なお、食べ物では塩せんべい、濃い番茶、軽くあぶった薄切りショウガ、焼き海苔、下記のコラムで紹介しているレンコン汁などが、つわりを改善します。

column 13

レンコンをすり下ろして飲む応急手当

つわりの時、レンコンの皮をむかずにすり下ろし、ガーゼなどに包んで絞り、おろし汁をおちょこ１杯ほど飲むだけで有効。レンコンのすり下ろし汁を入れたレンコン湯は、ノドにも効果があります。

スローモーション体操

→詳しくはP78〜79

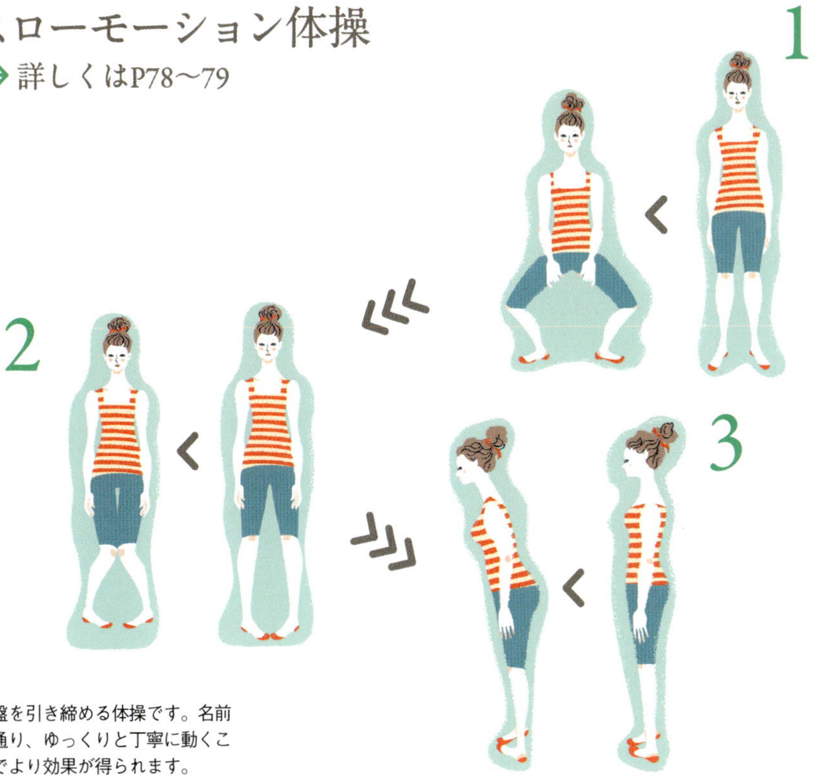

骨盤を引き締める体操です。名前の通り、ゆっくりと丁寧に動くことでより効果が得られます。

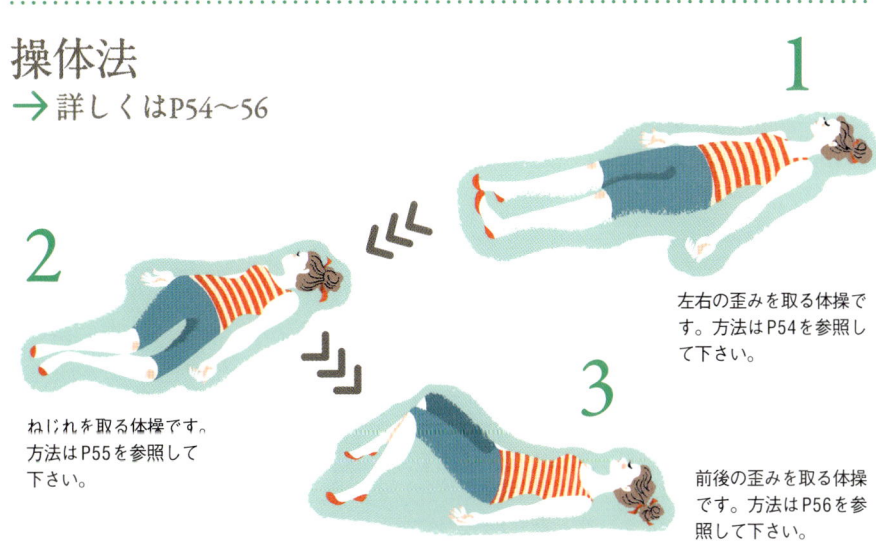

操体法

→詳しくはP54〜56

左右の歪みを取る体操です。方法はP54を参照して下さい。

ねじれを取る体操です。方法はP55を参照して下さい。

前後の歪みを取る体操です。方法はP56を参照して下さい。

赤ちゃんを産んだ後の大切なポイント

05

出産を美容法にするための
最も大事なポイントは
産後の「起き上がり方」なのです！

整体では、自然出産や安産は当たり前。それ以上に出産を通じて、女性をさらに元気に、よりきれいにしていきます。出産を最高の美容法、健康法にするのが整体出産です。なかなか治らなかった心臓病、アトピー、子宮筋腫などの慢性的症状も出産を通して改善させることができます。

最も大事なポイントは出産後の起き上がり方で、すぐ起き上がってはいけません。産後、初めは交互に、次いで両方一緒に骨盤が閉まっていきます。閉じている側は体温が上がるため、左右のワキの下に体温計を入れて計ると、体温が違います。

骨盤が閉じ切るには個人差があり、2～5日ほどかかります。胎盤が出てから8時間ごとに検温し、3回目に左右の体温がそろった時（=骨盤がそろった時）に30分～1時間ほど正座をし、また寝て、翌日から動くと（それまではトイレに立つのも不可）、骨盤がきれいにそろった状態が保て、出産前よりも元気で美しくなります。早く起き上がると骨盤がねじれるため、ママだけが太って、赤ちゃんに必要な濃さの母乳を出せなくなります。更年期障害の原因になることも多いです。

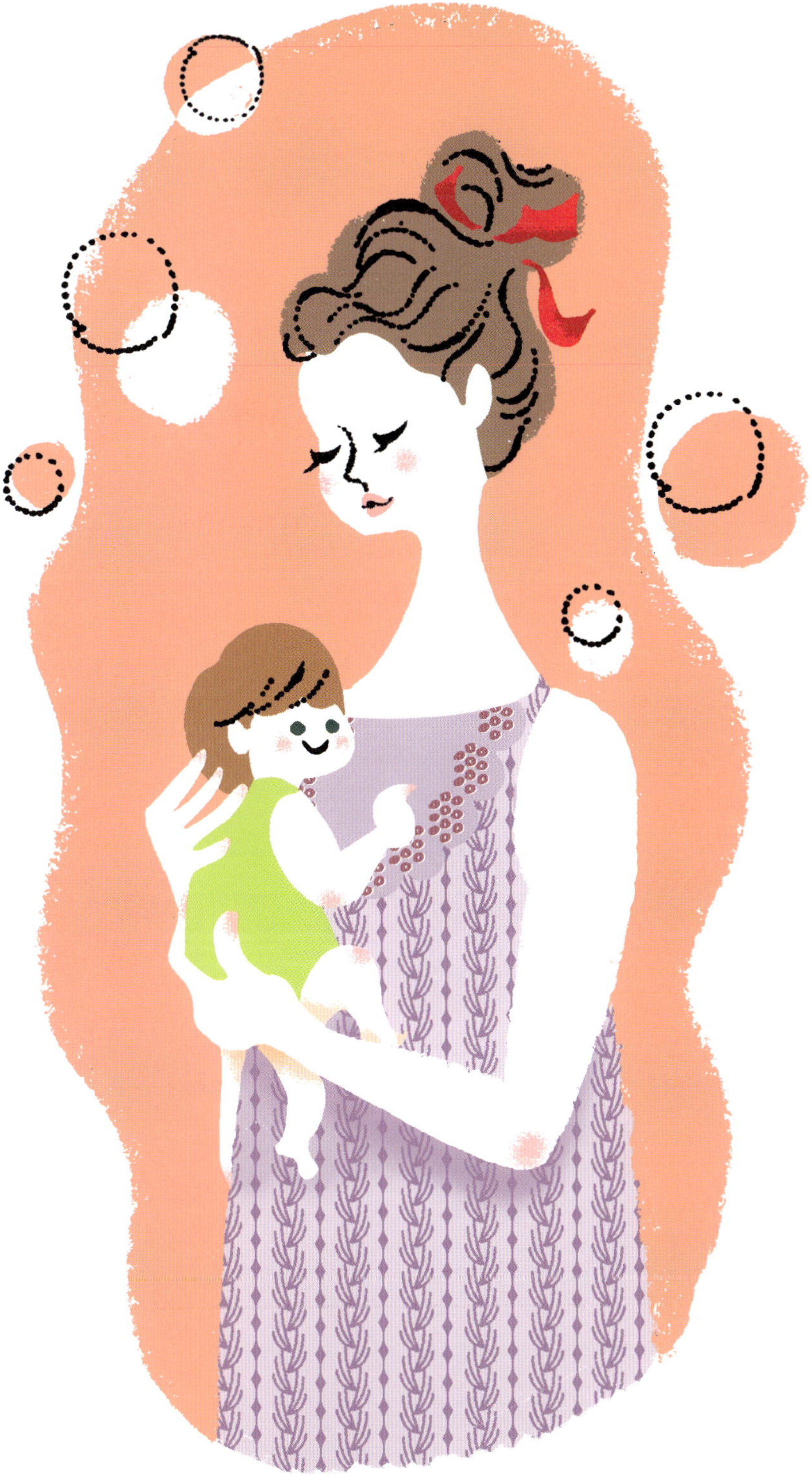

06

産後の注意とケア

出産後、骨盤が元に戻るまでに
約６週間かかります。その間
特に気をつけたいことを紹介します。

1

産後に行いたい体操

理想的な「起き上がり方」ができなかった場合は、ぜひ「産褥《さんじょく》体操（P80）」を行って下さい。出産後5週目までのタイミングで行うと、骨盤をととのえることができます。

2

刺激を避ける

産後は最も体を休めるべき時期。6週間は、母子ともに光や音の刺激に注意して、薄暗い部屋で、心地よい音楽を静かにかけて過ごしましょう。階段の上り下りや、重いものを持つことも避けます。最初の2週間は特に重要！

3

目を使わない

忘れてはならないのは、目や指、腕を使わないこと。昔から「産後の針仕事は目をつぶす」といわれています。6週間といわず2カ月間は、パソコンや携帯メールはもちろん、新聞や本などの細かい文字を読むことや、ミシンや針仕事も避けるようにします。なお、この時期にパソコン、携帯メールなどを使用すると、その後、太ることが多いです。

4

無理に食べない

母乳にはママの気持ちや食べたものがそのまま反映されます（母乳をなめて、食べた物を当てる助産士さんもいるほどです！）。無理に食べると母乳の質が悪くなってしまいます。骨盤の弾力がきっちりしていれば、必要な母乳は出るので、「食べたい時に食べたいものを」口にするようにしましょう。

5

夫婦で協力を

赤ちゃんをこの世に迎えた喜びを味わえる貴重な時期です。ぜひ夫婦で協力して過ごしましょう。ご主人も産休を取ることができればベスト。

6

髪を洗うのは6週以降に

ここまでお話してきたように、頭への刺激は骨盤の開閉力に影響を与えます。髪の毛を洗うのはできれば6週間以降がいいですが、洗うのであれば、なるべく優しく行い、手早く乾かします。

7

性行為は6〜7週間以降に

骨盤の引き締まりをよくするため性行為は6〜7週間お休みしましょう。

おわりに

最後までお読み下さり、ありがとうございました。
（2回目の撮影や計測はもうおすみですか？　なさった方はその変化に驚かれたことでしょう）

日本は東日本大震災という未曽有の災害を被りました。こんな時だからこそ、まずは何より大切な女性の方に元気を取り戻してほしく、本書の執筆を引き受けました。

本書を通して、たとえ今、あなたがどんな状態であっても、必ず美しく健康に、幸せになれます。
（美と健康と幸せは同義語です）

そして、女性として生まれたことに感謝できるようなっていただけたら、著者としてこれに優る喜びはありません。

（そうした『自分が自分であることに対する喜びと感謝の想い』こそ、周囲や日本～世界を元気にする原点なのです）

さて、この本が産声を上げるにあたり、編集の大嶋朋子さんや佐野裕子さんをはじめ、さまざまな方のお世話になりました。この場を借りて心から御礼申し上げます。

今後、皆様の笑顔に会えることを、とても愉しみにしております。

長谷川淨潤

※なお、本書のエクササイズをもっと深めていきたい方や実際に手当て（整体）を受けられたい方はぜひ遠慮なくご一報下さいませ。
氣道協会公式サイト
http://npo-kido.com/
TEL045-261-3300、FAX045-261-3304

BLUE LOTUS PUBLISHING

この本と出会った皆様へ

ブルーロータスパブリッシングは
東京・東日本橋にあるLotus8（ロータスエイト）という
ヨガのスタジオや大人のためのアカデミーを運営していたり
本や雑誌を作っていたりする会社から生まれた出版社。
ブルーロータスとは睡蓮の名前。
この花は古来エジプトやインドでも
女性を癒す聖なる蓮として親しまれてきました。

私たちの思いは、このブルーロータスのように
人々の心と体をととのえ、さまざまなストレスをなくしていく
お手伝いをすること。
ブルーロータスの本は、お気に入りのお部屋や
本棚にずっと置いておきたい、シンプルで
少しオシャレで優しいたたずまいです。

私たちの作ったこの本が
あなたの疲れや悩みや不安を取り除き
イキイキ、キラキラとしたオーラをもたらし
内側から微笑むことのできる
自分らしいあなたへと
導いていく本でありますように。

ブルーロータスパブリッシング

Lotus8

訪れる人をハッピーにするヨガスタジオ
東京・東日本橋『Studio+Lotus8』

http://www.lotus8.co.jp

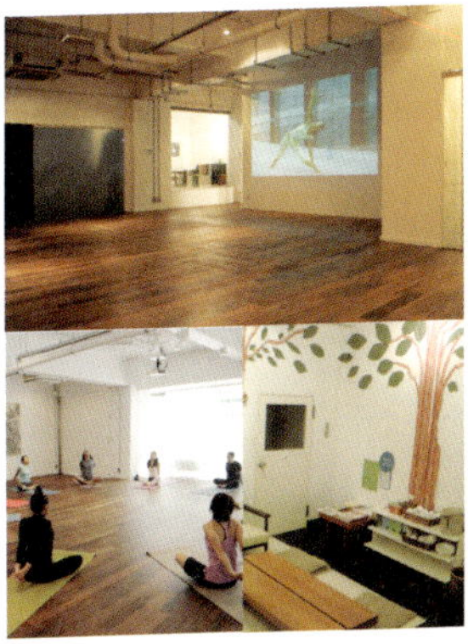

問屋街の古い倉庫ビルをリノベーションして造られたビルにあるヨガスタジオ。まるでＮＹのブルックリンなどにいるような感覚にさせてくれる。日本の最高峰のヨガ指導者が、また今を代表するヨガインストラクターが、さらには世界中から超有名なヨガの先生達が訪れます。初心者から上級者までいろいろなクラスがあり、多くのヨガの種類を楽しめるヨガスタジオです。

豊かに生きる感性と知識を学ぶ
『ロータスエイトアカデミー』

http://www.lotus8.co.jp/academy

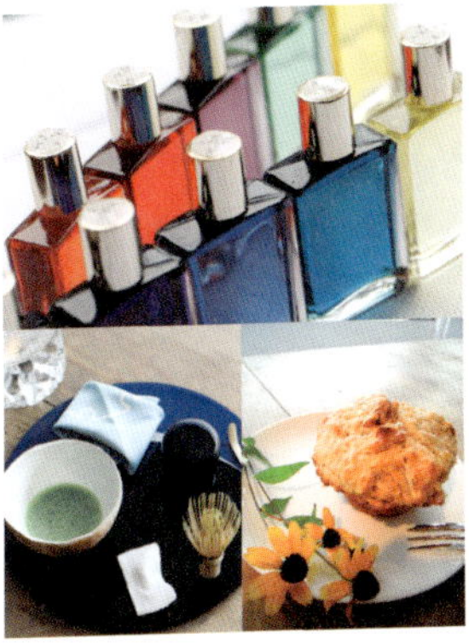

心と体のための学びの講座が開催されています。ホリスティックな知識、今をイキイキと生きるための知恵を学ぶ、多彩な講座があります。自分磨きに最適な内容です。深澤里奈先生の心が豊かになる茶の湯の旅「tea journey」クラスをはじめ、「グリーンスムージー」、「干し野菜」などの食のクラスや、占いや、スピリチュアルのクラスも行っています。

南仏プロヴァンス風のフリースペース
『ハスハチキッチン』

http://www.hasu8.com

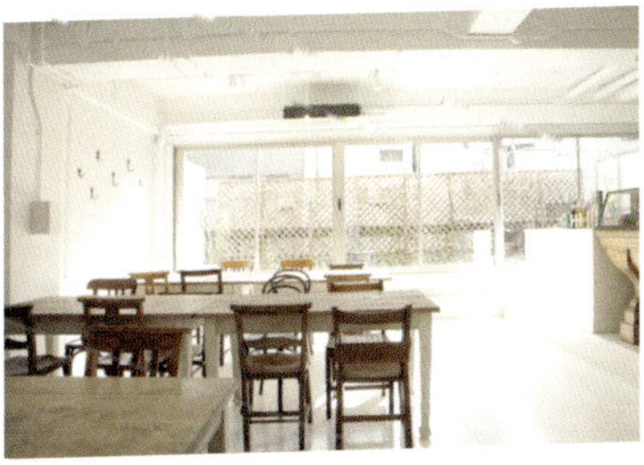

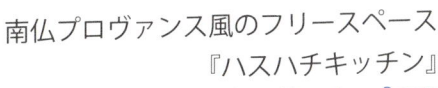

ヨガスタジオのあるリノベーションビルの５階に南仏のカフェを彷彿とさせるオープンキッチンのレンタルスペースです。以前はオーガニックカフェで、現在はさまざまな展示会や撮影スペースとして、また仲間のみの飲食会などに使用されています。なかなか他にはない、心地のいい空間です。

Studio+Lotus8

オーガニックレストラン ハスハチキッチン

スタジオロータスエイト／アカデミー／ハスハチキッチン

東京都中央区東日本橋 3-3-17　Re-Know ビル１Ｆ＆５Ｆ

☎ 03-6825-6888（スタジオ＆アカデミー）

☎ 03-6826-8889（キッチン）

長谷川浄潤 *Joejun Hasegawa*

NPO法人・氣道協会代表。名誉医学博士。1961年生。
野口整体、ヨガ、東洋医学、ロルフィング、身体均整法、セラピューティック・タッチ、オステオパシー、禅、シュタイナー、西洋医学、マクロビオティック、ユング心理学、NLP、内観法など多くの身心に関する研鑽を積み、一つの体系「氣道」を築き上げる。
これまで6万人以上の個人指導（整体）を通じ、多くの方々の身心を健康へと導いている。女性への妊娠・出産に関する指導、母子への整体実績も多数。
著書に『東洋医学セルフケア365日』（ちくま文庫）、『男本』（カメストア）他がある。
氣道協会公式サイト http://npo-kido.com/

企画・構成　株式会社Lotus8
編集　大嶋朋子（Lotus8）
編集補助　松山冴里（Lotus8）
小久保よしの
装丁＆デザイン　細山田光宣／野村彩子／
鎌内文（細山田デザイン事務所）
写真　松園多聞
ヘアメイク　太島幸樹
スタイリング　Ken
モデル　絵梨
イラスト　青山京子（astarisk-agancy）
営業　飯田朗（BLUE LOTUS PUBLISHING）
校正　里山絵梨（BLUE LOTUS PUBLISHING）
印刷担当　今野健一朗（三共グラフィック株式会社）
衣装協力　ピープル・ツリー　表紙、P36-37、P110-111
Welcomfo by Chacott（チャコット）　P26-32、P39-59
yoggy sanctuary（ロハスインターナショナル）
P10-11、P22-23、P60-105

月経美人セルフケア
女性ホルモンをととのえて美しくなる

2012年5月1日　初版発行

著者　長谷川浄潤
発行者　橋村伸也
編集人　大嶋朋子

発行所　ブルーロータスパブリッシング株式会社
〒103-0004　東京都中央区東日本橋3-4-6 ICA3ビル3F
http://www.bluelotus-publishing.com
●内容に関するお問い合わせ先
電話03-5614-6830（代表）　ファックス03-5614-6821

発売元　株式会社インプレスコミュニケーションズ
〒102-0075　東京都千代田区三番町20
●書店及び取次様のお問い合わせ先
電話03-5275-2442　ファクス03-5275-2444
●乱丁本、落丁本のお取替えに関するお問い合わせ先
インプレスコミュニケーションズ　カスタマーセンター
電話03-5275-9051　ファックス03-5275-2443

印刷所　三共グラフィック株式会社

本書の無断転写、複製、転載を禁じます。
©JOEJUN HASEGAWA 2012, Printed in Japan

ISBN978-4-8443-7504-3 C2077